GU RATGEBER
NATURMEDIZIN

Werner Stumpf

Kinder mit Homöopathie natürlich behandeln

- Beschwerden und Erkrankungen von Säuglingen, Klein- und Schulkindern
- Die »klassischen« Kinderkrankheiten
- Genaue Anwendungs- und Dosierungsvorschriften

GU GRÄFE UND UNZER

Wichtiger Hinweis

In diesem GU Ratgeber ist die homöopathische Behandlung von Beschwerden, wie sie bei Kindern häufig auftreten, laienverständlich dargestellt.
Die von den Autoren der Reihe »GU Ratgeber Naturmedizin« vertretenen Auffassungen in bezug auf Krankheiten und ihre Behandlung unterscheiden sich gelegentlich von jenen der allgemein anerkannten medizinischen Wissenschaft (Schulmedizin).
Jeder Leser ist aufgefordert, in eigener Verantwortung zu entscheiden, ob und inwieweit die Homöopathie bei der Behandlung eines erkrankten Kindes für ihn eine Alternative zur Schulmedizin ist, oder ob er bei einem Kind Homöopathie als Ergänzung zur Schulmedizin anwenden will.
Beachten Sie unbedingt die als »Wichtig« gekennzeichneten Hinweise zu einzelnen Beschwerden sowie die jeweils ausgewiesenen Grenzen der Selbstbehandlung. Auch wenn Sie sich über Schwere und Verlauf einer Erkrankung bei einem Kind nicht sicher sind, müssen Sie den Arzt hinzuziehen. Riskieren Sie nichts!
Wichtig: Bei Verdacht auf eine Infektionskrankheit muß vor einer Selbstbehandlung die Diagnose durch den Arzt gestellt werden (Seite 46).
Hinweise auf eine kinder- oder familientherapeutische Behandlung sind ebenfalls unbedingt zu beachten – Erziehungsberatungsstellen und Schulpsychologen können im Zusammenhang mit seelisch bedingten Beschwerden bei Kindern weiterhelfen.

Inhalt

Erkrankungen der Haut 83

In seelischer Not 99

Weitere häufige Beschwerden 113

Zum Nachschlagen 125

Ein Wort zuvor

Die Homöopathie, eine ganzheitlich wirkende Heilmethode, eignet sich besonders gut für die Behandlung von Säuglingen, Klein- und Schulkindern:

- Die Arzneien »trainieren« und stärken die Selbstheilungskräfte, was gerade bei Kindern sehr wichtig ist, weil ihr Immunsystem sich erst entwickelt;
- die Heilung ist tiefgreifend, geht also über eine Linderung von Symptomen weit hinaus; auch seelische Beschwerden werden erfaßt;
- homöopathische Mittel, wie sie in diesem Ratgeber empfohlen werden, haben keine schädigenden Nebenwirkungen;
- die Mittel sind preiswert und rezeptfrei in der Apotheke zu bekommen.

Die einzelnen Beschwerdenkomplexe sind in eigenen Kapiteln zusammengestellt; neben der genauen Beschreibung einer Beschwerde finden Sie die jeweils passenden Mittel, überdies Empfehlungen für begleitende Hilfen. Über das Sachregister finden Sie schnell zu Beschwerden und ihrer Behandlung.

Klar und unmißverständlich ausgewiesen sind die Grenzen der Selbstbehandlung, an die Sie sich unbedingt halten müssen.

Wichtig: Ihre Mitarbeit

Bevor Sie mit der Behandlung beginnen, machen Sie sich bitte vertraut mit Wesen und Wirkungsweise der Homöopathie – dieses Wissen hilft Ihnen in der Praxis.

Die homöopathische Behandlung von Kindern ist wesentlicher Teil meiner täglichen Arbeit – und es ist eine dankbare Aufgabe. Deshalb hat mir die Erarbeitung dieses Ratgebers sehr viel Freude gemacht. Besonders schön allerdings ist, daß meine Frau Cathrin, die als klassische Homöopathin arbeitet, besonderen Anteil an der Entstehung dieses Buches hat; gemeinsame Arbeit und Diskussion brachten uns Seite für Seite weiter. Ich danke ihr an dieser Stelle für ihr selbstloses Engagement. Mein Dank gilt auch Herrn Dr. med. Otto Eichelberger, meinem Lehrer, der dieses Buch durchgesehen hat.

Ihnen wünsche ich, daß Sie mit der Homöopathie recht bald vertraut werden, so daß auch Sie die außergewöhnlichen Möglichkeiten dieser natürlichen Methode in Zukunft für Ihr Kind nutzen können.

Werner Stumpf

Was ist Homöopathie?

Diese Behandlungsmethode des deutschen Arztes Samuel Hahnemann (1755 bis 1843) hat sich innerhalb der letzten 200 Jahre ihrer außergewöhnlichen Heilerfolge wegen weltweit das Vertrauen vieler Menschen erworben.

»Heilen mit Ähnlichem«

Der Begriff »Homöopathie« kommt aus dem Griechischen und bedeutet soviel wie »Heilen mit Ähnlichem« – im Gegensatz zur »Allopathie«, dem Heilen mit entgegengesetzt Wirkendem, wie es von der herkömmlichen Medizin praktiziert wird.

Während bei einer allopathischen Therapie beispielsweise Schlafstörungen mit beruhigenden, also der Störung entgegengesetzt wirkenden Mitteln behandelt werden, gibt man bei der homöopathischen Behandlung ein Mittel, das bei einem gesunden Menschen unter bestimmten Bedingungen ähnlich ausgeprägte Schlafstörungen hervorrufen kann.

Die Homöopathie heilt mit »Ähnlichem«; die Arznei setzt beim Kranken einen wohldosierten Krankheitsreiz. So werden seine unvollständig arbeitenden Selbstheilungskräfte zu einer gezielten Abwehrleistung veranlaßt. Die Arzneiwahl wird bestimmt von den individuellen Befindensstörungen, die als Ausdruck ureigenster Vitalität und gestörter Lebenskraft des Kranken gedeutet werden.

Gesundheit = Harmonie der Lebenskräfte

Homöopathen haben ein besonderes Verständnis von Gesundheit. Sie gehen davon aus, daß wir nur dann gesund sind, wenn unsere Lebenskräfte im Gleichgewicht, in Harmonie sind, und daß wir krank sind, sobald ein Ungleichgewicht besteht. Jeder Krankheitsprozeß ist ein Versuch des Organismus, die Harmonie seiner Selbstheilungskräfte, der Lebenskräfte, wieder herzustellen, also das Bemühen um die Erhaltung der Gesundheit. Folgerichtig müssen die Selbstheilungskräfte gestärkt werden, damit der Organismus zur Harmonie zurückfindet. Und da sich das homöopathische Mittel an den ganzen Menschen »wendet«, indem es auf die ihm innewohnenden Lebenskräfte einwirkt, vermag es seine Selbstheilungskräfte zu stärken.

Das Arzneimittelbild – Wegweiser zum richtigen Mittel

Homöopathika entstammen vor allem dem Mineral-, dem Pflanzen- und dem Tierreich, aber auch homöopathisch aufbereitete chemische Stoffe und ebenso behandelte Bakterienstämme werden bei der Behandlung eingesetzt. Heute kennen wir etwa 1500 homöopathische Arzneien, von denen etwa 100 bis 200 regelmäßig genutzt werden.

Erfahrung und Arzneiprüfungen

Mit Hilfe von Arzneiprüfungen an gesunden Menschen und aufgrund von Praxiserfahrung entstanden umfangreiche Symptomensammlungen – die Arzneimittelbilder. Manche von ihnen umfassen nur 20 bis 30 Symptome, viele dagegen 2000 bis 3000. Die Beschwerden (Symptome), die in den Arzneimittelbildern zusammengefaßt sind, zeigen sich von Kopf bis Fuß, betreffen jedes Organsystem und den Gemütsbereich des Menschen, sein Wesen.

- Diese Arzneimittelbilder sind es, die bei der Mittelwahl bestimmend sind. Die Beschwerden des kranken Menschen müssen darin zu finden sein, seine seelischen, seine körperlichen und seine allgemeinen Beschwerden – Beschwerdenbild und Arzneimittelbild also müssen einander entsprechen. Denn: »Similia similibus curentur« – Ähnliches möge Ähnliches heilen; das ist das Ähnlichkeitsgesetz der Homöopathie.

So entsteht die homöopathische Arznei

Potenzierung

Durch das besondere Verfahren der Arzneiherstellung, die Potenzierung (Kraftentfaltung), gewinnt die Arznei an Wirkungskraft und Wirkungsbreite. Selbst giftige Substanzen, homöopathisch aufbereitet, können von einer bestimmten Potenz an als Arznei nicht giftig wirken.

Bei der homöopathischen Aufbereitung, der Potenzierung, wird ein Tropfen der Urtinktur der jeweiligen Substanz mit neun Tropfen Alkohol gemischt, die Mischung wird geschüttelt – es entsteht die Potenzierung D1. Dieser Mischung wird wiederum ein Tropfen entnommen, der mit neun Tropfen Alkohol vermischt und mit 10 Schüttelschlägen versehen wird – es entsteht die Potenzierung D2. Auf diese Weise wird weiter potenziert – D3, D10, D30 und so fort.

Das »D« im Arzneinamen steht für die Verdünnung im Verhältnis 1:10, die Potenzbezeichnung »C« für Verdünnungen im Verhältnis 1:100, »LM«- oder »Q«-Potenzen werden, etwa im Verhältnis 1:50.000 pro Potenzierung, auf recht komplizierte Weise verdünnt. Wie kann eine solcherart zubereitete Arznei helfen?

Übertragung von Energie

Aufgrund der Potenzierung überträgt sich etwas vom Wesen der Urtinktur auf den Verdünnungsstoff, die Trägersubstanz. Potenzierung bedeutet somit, daß Stoffliches Schritt für Schritt in etwas Unstoffliches umgewandelt wird – in Energie und Information, gespeichert in der Trägersubstanz (Alkohol, Milchzucker). Als Information und Energie setzen homöopathische Mittel ihre ungiftigen Krankheitsreize. Sie heilen die Beschwerden des kranken Menschen also auf einer anderen Ebene, als es die uns eher bekannten grobstofflichen Substanzen tun.

Die homöopathische Behandlung

Ganzheitliche Sichtweise

Ein »klassischer« Homoöpath, also ein in Homöopathie ausgebildeter Heilpraktiker oder ein Arzt mit dieser Ausbildung, der nach den Heilprinzipien von Hahnemann arbeitet, verschreibt keine Arzneigemische, sondern in der Regel nur eine Arznei, deren Wirkung er genau beobachtet, ehe er die Behandlung weiterführt. Er bezieht feinste Ausprägungen im Beschwerdenbild des Kranken und ganzheitliche Zusammenhänge in die Behandlung ein. (Laboruntersuchungen und andere diagnostische Verfahren spielen in der klassischen Homöopathie eine eher untergeordnete Rolle.)

Nicht jeder Therapeut, der mit homöopathischen Mitteln arbeitet, tut dies auf der Grundlage der Hahnemannschen Erkenntnisse; nur der »klassische Homöopath« bekundet mit dieser Bezeichnung, daß er im strengen Sinn homöopathisch therapiert. Über Verbände finden Sie zu Therapeuten in Ihrer Nähe (→ Seite 125).

Lassen Sie mich kurz wiederholen:

- Beschwerden und Erkrankungen werden bestimmt vom körperlichen, seelischen und allgemeinen Befinden des kranken Menschen sowie von seinem Wesen.
- Jeder Krankheitsprozeß ist der Versuch des Organismus, die Harmonie der Lebenskräfte wieder herzustellen, seine Gesundheit zu erhalten.

Der ganze Mensch wird behandelt

• Mit dem homöopathischen Mittel wird der ganze Mensch behandelt, es wird ein »Krankheitsreiz« gesetzt, der die Selbstheilungskräfte aktiviert und ihn darin unterstützt, zur Harmonie seiner Lebenskräfte zurückzufinden, die Gesundheit bedeutet.
Bei akuten Erkrankungen, einer Mandelentzündung etwa, wird die Mittelwahl bestimmt von den kurz vor oder während der Krankheit aufgetretenen allgemeinen Befindlichkeitsstörungen und den örtlichen akuten Beschwerden. Zur Behandlung der häufigsten akuten Erkrankungen von Säuglingen, Klein- und Schulkindern finden Sie in diesem Buch die jeweils passenden Mittel.

Wichtig

Alle anderen Krankheiten dagegen sind tief in der Konstitution des Menschen verwurzelt – als ererbte oder erworbene Krankheitsneigung, als krankheitsbedingende Organschwäche oder als genetischer, also ererbter Defekt. Eine Arznei, die in diesen Fällen helfen kann, muß von tiefgreifender Wirkung sein. Diese besondere Art der Behandlung, die nur von einem klassischen Homöopathen durchgeführt werden kann, wird als *Konstitutionsbehandlung* bezeichnet. Viele Beschwerden sind nur mit Hilfe einer solchen Therapie zu heilen. In den Erläuterungen der Beschwerden und Erkrankungen finden Sie immer wieder Hinweise, die Sie auf diese Möglichkeit aufmerksam machen.

Selbstbehandlung mit homöopathischen Mitteln

Wesen und Wirkweise kennenlernen

Mit homöopathischen Mitteln können Sie die akuten Beschwerden und Erkrankungen Ihres Kindes auf natürliche und sanfte Weise behandeln. Voraussetzung dafür ist, daß Sie sich sorgfältig mit dem Wesen und der Wirkweise der Homöopathie auseinandersetzen – und dies möglichst, bevor Sie sich in einer akuten Situation befinden, in der Sie gezielt handeln müssen.
Die einzelnen Beschwerdenkomplexe sind in eigenen Kapiteln zusammengestellt. Stets finden Sie die genauen Beschreibungen der Beschwerden und der jeweils passenden Mittel.

Die Wahl des Mittels

Alle Beschwerden sind in speziell für dieses Buch zusammengestellten Arzneimittelbildern genau erläutert – Sie finden darin

Lassen Sie sich Zeit bei der Wahl

örtliche Krankheitszeichen ebenso wie Veränderungen im Allgemeinbefinden und im Gefühlsleben des Kindes. Lassen Sie sich Zeit mit der Mittelwahl, vergleichen Sie die Arzneimittelbilder miteinander und versuchen Sie, Übereinstimmungen mit den Beschwerden Ihres Kindes zu erkennen.

Die Ähnlichkeit zwischen Beschwerden- und Mittelbild besteht nicht erst dann, wenn fast alle Symptome einander entsprechen; allerdings reicht die Übereinstimmung in nur einem Symptom auch nicht aus. Das richtige Mittel über die Ähnlichkeit von Arzneimittel- und Beschwerdenbild herauszufinden ist eine Art Erkenntnisprozeß, zu dem auch Gespür gehört. Beobachten Sie Ihr Kind sorgfältig und aufmerksam, bleiben Sie geduldig und liebevoll – die homöopathische Behandlung ist zwar die »gesündeste« Art, Beschwerden zu heilen, aber nicht unbedingt die einfachste.

Im Idealfall lesen Sie drei oder vier Arzneimittelbilder und können in einem von ihnen sofort eine Übereinstimmung mit den Beschwerden Ihres Kindes feststellen. Vielleicht aber finden Sie in zwei Arzneimittelbildern die Beschwerden Ihres Kindes dargestellt – entscheiden Sie sich dann für das Arzneimittel, in dessen Bild die etwas größere Ähnlichkeit mit den Beschwerden zu erkennen ist. Geben Sie das Mittel Ihrer Wahl dann zweimal; stellt sich keine Besserung ein, wählen Sie das andere Mittel. Ein Versuch dieser Art ist jedoch nur dann statthaft, wenn die Beschwerden des Kindes nicht zu baldiger Hilfe drängen.

Fragen Sie Ihren Homöopathen

Es kann allerdings auch passieren, daß Sie in keinem der Arzneimittelbilder die Beschwerden Ihres Kindes finden – in diesem Fall müssen Sie einen Therapeuten um Rat fragen.

Bitte beachten Sie:
Bei der Erläuterung der Beschwerden finden Sie immer wieder Hinweise, wann ein Arzt oder klassischer Homöopath zu Rate zu ziehen ist. Bitte nehmen Sie diese Hinweise ernst und folgen Sie ihnen.
Chronische Beschwerden – auch das ist wichtig –, Beschwerden also, die Wochen, Monate oder sogar noch länger bestehen oder in kurzen Abständen immer wieder auftreten, sind nur mit einer Konstitutionstherapie zu heilen. Wenden Sie sich in diesen Fällen bitte an einen klassischen Homöopathen (Adressen → Seite 125).

Die richtige Dosierung

Wie ein Mittel zu dosieren ist, habe ich Ihnen jeweils im Zusammenhang mit den Arzneimittelbildern angegeben, bitte halten Sie sich daran. Geben Sie das gewählte Mittel so lange, bis Ihr Kind wieder gesund ist.

Die Verabreichung einer homöopathischen Arznei muß dem Krankheitsprozeß angepaßt werden – wiederholen Sie die Arzneigabe erst dann, wenn die Wirkung der vorherigen Gabe nachzulassen beginnt.

Immer nur ein Mittel geben

- Erhöhen Sie weder die Arzneimengen noch die Häufigkeit der Einnahme – damit können Sie in der Homöopathie den Heilungsverlauf nicht beschleunigen. Geben Sie auch bitte niemals mehrere Arzneien gleichzeitig.

War das Mittel richtig?

Bei akuten Beschwerden können Sie in der Regel bald nach der zweiten Arzneigabe (etwa nach zwei Stunden) eine Besserung im Befinden Ihres Kindes feststellen. Konzentrieren Sie aber bitte Ihre Beobachtungen nicht nur auf äußere Symptome. Wenn Ihr Kind ruhiger, ausgeglichener oder auch aktiver wird, mehr Appetit und Durst bekommt, sind dies Zeichen dafür, daß die Krankheit zurückgeht – selbst wenn beispielsweise Schnupfen oder Bauchschmerzen noch nicht besser geworden sind.

Tritt nach der zweiten Arzneigabe jedoch keine offensichtliche Besserung ein, war die Arznei in der Regel falsch gewählt – falls Sie aber inzwischen Ähnlichkeiten der Beschwerden mit einem anderen Arzneimittelbild erkennen, wählen Sie die zweite Arznei, die Sie Ihrem Kind in der angegebenen Dosierung verabreichen.

Weder ganz falsch noch ganz richtig

Es kann auch geschehen, daß ein Mittel zunächst eine leichte Veränderung bringt, die auf weitere Besserung hoffen läßt – die Besserung aber nicht eintritt. Das passiert dann, wenn das Mittel weder ganz falsch noch ganz richtig war. Die Arznei hat gerade so viel Ähnlichkeit mit der Erkrankung, daß sie leicht auf den Organismus einwirkt, ihr Krankheitsreiz ist aber nicht so dosiert, daß er die Selbstheilungskräfte ausreichend aktiviert. Dabei überlagert der neue Reiz, der von der Arznei gesetzt wird, die Krankheit, die behandelt werden soll. Dadurch wird zum einen ihre Symptomatik eine Zeitlang abgeschwächt oder verändert, zum anderen muß sich der Organismus nun mit dem neuen Krankheitsreiz »herumschlagen«, was ihn natürlich belastet.

Einen Tag abwarten

- Wenn Sie also keine deutliche Besserung im Befinden Ihres Kindes erkennen können, beenden Sie die Arzneigabe und warten mindestens einen Tag, bis Sie aufgrund einer veränderten Symptomatik ein anderes Mittel wählen können. Abwarten, ich möchte es wiederholen, können Sie jedoch nur dann, wenn die Beschwerden Ihres Kindes nicht zu baldiger Hilfe drängen.

Mittel-Wechsel?

Manchmal kann bis zu einer endgültigen Heilung einer Krankheit die Einnahme einer zweiten oder sogar einer dritten Arznei nötig werden – dann nämlich, wenn die ursprünglichen Beschwerden verschwinden und, durch den Krankheitsverlauf bedingt, neue auftreten. Anhand des dann neuen Beschwerdenbildes können Sie zu einem anderen Mittel finden. Wenn Sie noch keine oder wenig Erfahrung mit der Selbstbehandlung haben und sich unsicher fühlen, sollten Sie sich in diesem Fall an einen erfahreren Homöopathen wenden.

Erstverschlimmerung

Während der Einnahme einer Arznei kommt es bei akuten Erkrankungen nur in sehr seltenen Fällen zu einer kurzzeitigen Verschlimmerung der Beschwerden – zu einer Erstverschlimmerung. Es handelt sich dabei um eine Heilreaktion. Unterbrechen Sie die Einnahme dann so lange, bis die Beschwerden auf ihr ursprüngliches Maß zurückgegangen sind.

Die Einnahme unterbrechen

Die Arznei-Einnahme

Geben Sie ein Homöopathikum nicht unmittelbar vor oder nach dem Essen; die Mundschleimhaut sollte frei sein von fremdem Geschmack.

Ihr Kind läßt die Kügelchen oder die Tabletten einfach auf der Zunge zergehen oder lutscht sie, Babys legen Sie die Kügelchen unter die Zunge; so kann die Substanz von der Mundschleimhaut aufgenommen werden.

- Alle Medikamente, die in anderem Zusammenhang verschrieben worden sind, müssen Sie Ihrem Kind weitergeben. Es kommt zwar nicht zu Unverträglichkeitsreaktionen durch andere Medikamente, aber es ist möglich, daß das homöopathische Mittel in seiner Wirkung abgeschwächt wird. Geben Sie die ärztlich verordneten Medikamente bitte nicht gleichzeitig mit dem Homöopathikum.

Richtiger Umgang mit Homöopathika

Die Mittel, die ich Ihnen empfehle, können Sie rezeptfrei – und bitte in der angegebenen Potenzierung – in der Apotheke bekommen. Homöopathika sind preiswert und, wenn sie kühl, trocken und dunkel aufbewahrt werden, über viele Jahre haltbar. Damit Sie die notwendige Arznei immer gleich zur Hand haben, ist die Anschaffung einer homöopathischen Hausapotheke empfehlenswert (in homöopathisch ausgerichteten Apotheken erhältlich).

Über viele Jahre haltbar

Alle Mittel gibt es in verschiedenen Darreichungsformen; die Wirkung ist stets dieselbe. Sie erhalten Tabletten, Tropfen, Globuli (Streukügelchen) oder eine Tituration (Pulver) – eine Tablette entspricht 5 Globuli oder 5 Tropfen. Da Tropfen einen hohen Alkoholgehalt haben, sollten Sie Ihrem Kind nur Globuli oder Tabletten verabreichen.

Die Grenzen der Selbstbehandlung

Sie sollten Ihr Kind nur dann mit homöopathischen Mitteln selbst behandeln, wenn Sie sich der dazu notwendigen Voraussetzungen bewußt sind und einige wichtige Regeln beachten:

- Sie führen eine homöopathische Behandlung Ihres Kindes in eigener Verantwortung durch. Die dafür notwendigen Anleitungen, die ich Ihnen in diesem Ratgeber gebe, sollten Sie sorgfältig befolgen.
- Sie müssen die Beschwerden Ihres Kindes erkennen und den Arzneimittelbildern zuordnen können – was Achtsamkeit und genaue Beobachtung voraussetzt.
- Stets sind Entstehung und Entwicklung akuter Beschwerden ausführlich dargestellt. Bitte lesen Sie diese Erläuterungen, die Ihnen helfen, Beschwerden in größerem Zusammenhang zu verstehen, sorgfältig jeweils vor der Mittelwahl.
- Bestehen die Beschwerden Ihres Kindes trotz Behandlung weiter oder nehmen sie gar zu, brechen Sie bitte die Behandlung rechtzeitig ab und stellen Ihr Kind einem erfahrenen Homöopathen vor.

Hier ist ärztliche Hilfe nötig

- Wenn Sie in irgendeiner Weise unsicher sind, die Beschwerden Ihres Kindes einem Arzneimittelbild nicht zuordnen können, wenden Sie sich bitte an einen erfahrenen Homöopathen (Adressen → Seite 125).

Fieber

Fieber wird hauptsächlich durch fiebererzeugende Stoffe ausgelöst, die bei der Abwehr von Bakterien und Viren durch das Immunsystem entstehen. Diese Stoffe reizen das Temperaturzentrum im Zwischenhirn mit der Folge, daß die Körpertemperatur steigt. – Häufigste Ursachen für Fieber sind:

- eine Erkältungskrankheit (Seite 25)
- eine Kinderkrankheit (Seite 46)
- eine Impfreaktion, auch noch ein bis zwei oder mehr Wochen nach der Impfung
- Überhitzung in der Sonne, in warmen Räumen (auch im Auto) oder durch zu warme Kleidung
- Durstfieber, wenn Säuglinge oder kleine Kinder zu wenig Flüssigkeit erhalten oder der Flüssigkeitsverlust nach Durchfall/Erbrechen (Seite 68) zu groß ist
- Erregungsfieber, vor allem bei empfindlichen Kinder, die schnell aufgeregt und ängstlich sind.
- nach Medikamenteneinnahme.

Beschwerden

Den Beginn einer fieberhaften Erkrankung kann man häufig zuerst am veränderten Verhalten des Kindes erkennen: Es wirkt ruhiger, lustlos, müde und matt, manchmal unruhig und aufgedreht. Oft ist es sehr anhänglich, weinerlich oder auch unleidlich und zornig.

Frösteln – Hitze – Schweiß

Ein fieberndes Kind durchläuft drei Stadien: Frösteln (bis hin zu Schüttelfrost) – Hitze – Schweiß. Dem Schwitzen folgt normalerweise ein Temperaturabfall, der nur vorübergehend sein kann, dann folgen in der Regel erneut Frösteln und Hitze.

Die beginnende Hitze zeigt sich bei vielen Kinder in geröteten Wangen, andere dagegen wirken blasser als sonst. Mit steigender Temperatur wird das Gesicht oft glühend rot. Das Kind strahlt eine trockene oder feucht-schweißige Wärme aus. Bei hohem Fieber wirkt es benommen und kann schließlich zu phantasieren beginnen.

Weil jedes Kind auf die ihm eigene Weise reagiert, aber auch die krankheitserzeugende Kraft der Erreger jedesmal anders ist, verlaufen fieberhafte Infekte immer wieder unterschiedlich.

Fiebermessen

Die einfachste und für Ihr Kind angenehmste Methode ist das Fühlen mit der Hand, was jedoch einige Erfahrung vorausetzt und zudem ungenau ist. Exakte Temperaturangaben sind immer dann notwendig, wenn es um eine genaue Diagnose geht oder darum, den Fieberverlauf zu beurteilen. Dann messen Sie mit einem Fieberthermometer; am besten eignet sich ein digitales Thermometer, bei dem im Gegensatz zum alten Quecksilberthermometer keine Bruchgefahr besteht.

Täglich Fieber messen

Sie sollten zweimal täglich Fieber messen, am besten morgens und abends; üblicherweise ist das Fieber morgens etwas niedriger als am Abend. Bei hohem bis sehr hohem Fieber müssen Sie alle zwei Stunden messen.

Rektal

- Die beste, weil sicherste (und genaueste) Methode ist die Messung im After (rektal). Verständlicherweise sträuben sich viele Säuglinge und Kinder gegen diese Meßmethode, denn sie bedeutet Eindringen und Verletzen des Intimbereiches. Sie können Ihrem Kind das Messen erleichtern, indem Sie die Spitze des Thermometers mit Creme gleitfähig machen. Dann führen Sie das Thermometer etwa zwei Zentimeter in den After ein. Ihr Baby legen Sie dazu am besten auf den Rücken; mit der einen Hand halten Sie beide Beine hoch, mit der anderen führen Sie das Thermometer ein und halten es fest. Ältere Kinder legen sich auf die Seite und ziehen leicht die Beine in Richtung Brust; so läßt sich das Thermometer besser einführen.

Oral

- Eine andere Methode ist die Messung unter der Zunge (oral), die bei kleinen Kindern allerdings schwierig zu bewerkstelligen ist – die Messung muß nämlich etwa eine Minute unter der Zunge bei geschlossenem Mund erfolgen.

Axillar

- Die dritte (und ungenaueste) Meßmethode ist das Fiebermessen in der Achselhöhle (axillar). Der Arm muß dabei eng an den Körper gepreßt werden. Die so gemessene Temperatur liegt um etwa 0,5 °C unter der rektal im Körperinneren gemessenen Temperatur. Bei der axillaren Meßmethode müssen Sie also, um den richtigen Wert zu bekommen, 0,5 °C zur gemessenen Temperatur hinzuzählen.

Normale Temperatur von 36,5° bis 37,5 °C
Erhöhte Temperatur von 37,5° bis 38,0 °C
Mäßiges Fieber von 38,0° bis 39,0 °C
Hohes Fieber von 39,0° bis 40,5 °C
Sehr hohes Fieber von 40,5° bis 41,0 °C und höher.
Diese Angaben beziehen sich auf die Temperatur des Blutes im Körperinneren, das heißt bei rektaler oder oraler Messung.

Fieber hilft heilen

Kein Grund zur Sorge

Wenn Ihr Kind fiebert, besteht kein Grund, darauf mit Angst oder gar Panik zu reagieren, denn Fieber ist das Zeichen für eine großangelegte Heilreaktion des Körpers: Bei mehr als 38,5 °C vermehren sich Viren und einige Bakterienarten langsamer. Statt dessen bilden sich vermehrt Stoffe, die der Krankheitsabwehr dienen. Auch die Zahl der weißen Blutkörperchen, die für die körpereigene Abwehr wichtig sind, nimmt zu.
Bei Kindern, vor allem bei Säuglingen und Kleinkindern, ist die Funktion des Temperaturzentrums noch nicht vollständig ausgereift. Deshalb fiebern sie oft schneller und höher als Erwachsene. Fieberhafte Erkrankungen in den ersten Lebensjahren sind zudem normal, weil das kindliche Immunsystem erst lernen muß, auf die 180 bis 200 unterschiedlichen Viren- und Bakterienarten angemessen zu reagieren: Auf jeden Krankheitserreger, jeden körperfremden Stoff, der eine Erkrankung auslöst, reagiert das Immunsystem mit der Bildung von Antikörpern; bei jeder neuerlichen Erkrankung werden weitere Antikörper gebildet. Sind schließlich ausreichend Antikörper gegen eine Krankheit vorhanden, tritt sie seltener auf.

Stärkung des Immunsystems

Nach den neuesten medizinischen Erkenntnissen sind bei sonst gesunden Kindern Temperaturen unter 41 °C in der Regel harmlos. Auch ein kurzzeitiger (!) Temperaturanstieg auf 41 °C bis 42 °C belastet den kindlichen Organismus nicht so sehr wie den eines Erwachsenen.

Die Höhe des Fiebers sagt nichts aus über die Schwere der Erkrankung. Erst die genaue Kenntnis der Krankheitsursache und des Krankheitsverlaufs läßt mögliche Komplikationen beurteilen. Hohes Fieber von 41 °C, das einige Stunden anhält, kann bedeutungslos sein im Vergleich zu leicht erhöhter Temperatur, die mehrere Wochen andauert. Ein Kind mit Mandelentzündung und 38,2 °C Fieber ist nicht weniger krank als ein anderes mit heftigem Schnupfen, Kopfschmerzen und einer Temperatur von über 40,5 °C.

Begleitende Hilfen

- Wenn Ihr Kind leicht fiebert, ohne daß sein Allgemeinbefinden deutlich beeinträchtigt ist, werden Sie es kaum im Bett halten können. Lassen Sie seinem Bewegungs- und Spieldrang innerhalb des Hauses freien Raum, achten Sie jedoch auf passende Bekleidung – gerade wenn Ihr Kind Fieber hat, darf es nicht auskühlen! Wählen Sie Kleidung aus Naturfasern – bei Kunstfasern kann die Haut nicht atmen, die Körperwärme staut sich!

Die besten Bedingungen schaffen

- Wenn Ihr Kind fiebert und dabei deutlich kränkelt, müde, matt und fröstelig wird, gehört es ins Bett. Umsorgen Sie es liebevoll, schaffen Sie ihm die besten Bedingungen, damit sein Organismus alle Kraft für seine Heilung entfalten kann.
- In der »Aufheizphase« des Fiebers, wenn das Kind noch fröstelt, braucht es zusätzliche Wärme durch warme Kleidung und Decken, eine Wärmflasche oder ein heißes Bad. Einige Kinder brauchen diese Wärme auch dann noch, wenn der Körper schon glühend heiß ist, weil jedes Abdecken sie frösteln läßt. Meistens jedoch wollen sie in diesem Stadium nicht allzu dick eingepackt sein.
- Sorgen Sie für frische Luft im Kinderzimmer!
- Beim Schwitzen ändert sich das Verhalten: Ein Kind möchte zugedeckt, das andere aufgedeckt liegen. Folgen Sie dem jeweiligen Bedürfnis!
- Wichtig ist die richtige Ernährung. Während des Fiebers sind die Stoffwechselvorgänge zwar aktiviert, die Verdauungsfunktionen jedoch verlangsamt. Streichen Sie also alle schwerverdaulichen Speisen vom Speiseplan; darüber hinaus entwickelt ein krankes Kind von sich aus oft schon einen Widerwillen gegen fett- und eiweißreiche Kost. Obst, Kompott, leichte Breis oder eine selbstgemachte Gemüsebrühe dagegen werden meist gut vertragen.
- Keine Angst, wenn Ihr Kind jetzt gar nicht essen will – es wird nicht verhungern, weil sein Organismus auf Reserven zurückgreifen kann. Zwingen Sie es also bitte nicht zum Essen.

Wichtig: Viel trinken!

- Ihr Kind muß jetzt allerdings viel trinken, denn der durch die erhöhte Temperatur und das Schwitzen gesteigerte Wasserverlust muß ausgeglichen werden. Am besten sind Wasser oder Mineralwasser, ungezuckerte Kräutertees und verdünnte ungezuckerte Fruchtsäfte. Milch dagegen ist ungeeignet zum Durststillen, da sie mit ihrem hohen Nährwertanteil die Verdauung zu sehr belastet.

Fiebersenkende Maßnahmen

Wenn Ihr Kind sehr unter dem Fieber leidet oder das Fieber über 41 °C (rektal gemessen) steigt, sollten Sie fiebersenkende

Maßnahmen ergreifen: Der *Wadenwickel* ist eine altbewährte Methode, um dem Körper Wärme zu entziehen; Sie dürfen ihn allerdings nicht anwenden, wenn Ihr Kind kalte Füße und kalte Unterschenkel hat.

Wadenwickel

So wird der Wadenwickel gemacht: Zwei Handtücher in kaltes Wasser tauchen, auswringen und um jeweils ein Bein wickeln; anschließend jedes Bein mit einem trockenen Handtuch umwickeln. Sobald die Tücher warm geworden sind (nach etwa 15 Minuten), die Anwendung solange wiederholen, bis die Temperatur um etwa 1 °C gefallen ist (das kann bis zu einer Stunde dauern).

Zu fiebersenkenden Medikamenten sollten Sie immer erst dann greifen, wenn ein Wadenwickel oder ein homöopathisches Mittel (Seite 20) nicht geholfen hat, damit dem Organismus nicht die Möglichkeit genommen wird, die eigenen Abwehrkräfte zu entwickeln. Ist ein fiebersenkendes Medikament nicht zu umgehen, nehmen Sie am besten Monopräparate mit dem Wirkstoff Paracetamol, zum Beispiel Ben-u-ron® (als Tabletten oder Zäpfchen rezeptfrei aus der Apotheke). Sie senken nicht nur das Fieber, sondern beruhigen auch Ihr krankes Kind.

Keine Selbstbehandlung

Rufen Sie umgehend Ihren Kinderarzt/Homöopathen
- wenn Ihr Kind jünger als sechs Monate ist.
- wenn das Fieber auf über 39,5 °C steigt.
- wenn Ihr Kind vor Schmerzen schreit.
- wenn starker Durchfall und/oder heftiges Erbrechen auftreten.
- wenn starke Kopfschmerzen mit Nackensteifigkeit oder ausgeprägter Schwäche hinzukommen.
- wenn Atembeschwerden (geräuschvolle, schwere, schnelle oder keuchende Atmung) Ihrem Kind zu schaffen machen.
- wenn Ihr Kind krampfartig zuckt (Fieberkrampf, Seite 24).
- wenn rote, heiße Gelenkschwellungen auftreten.
- wenn Sie für sein Fieber keine eindeutige Erklärung finden, etwa eine Erkältung (Seite 25) oder eine Kinderkrankheit (Seite 46).
- wenn leichtes oder mäßiges Fieber nach drei Tagen nicht vorüber ist.

Die homöopathische Behandlung

In der Volksmedizin gibt es seit langem viele Maßnahmen, die bei einer fieberhaften Erkrankung die Heilreaktion des Organismus unterstützen, das heißt Fieber und Schweißausbruch fördern, sei es ein heißer Lindenblütentee, ein warmes Bad und/oder Schwitzpackungen.

Jedes Kind reagiert anders

Homöopathische Arzneien können darüber hinaus genau auf die von Kind zu Kind unterschiedlichen Reaktionen des Abwehrsystems abgestimmt werden: Ein hochfieberndes Kind mit glühend heißem Kopf reagiert erkennbar anders auf eine Infektion als ein Kind, das nur leichtes Fieber entwickelt und sehr blaß ist. Ein quengelndes, schwer zu tröstendes Kind braucht ein anderes Mittel als jenes, das benommen vor sich hin döst.

Eine medizinische Diagnose ist zwar zur Beurteilung der Krankheit und ihres Verlaufs wichtig, für die Mittelwahl bei der homöopathischen Behandlung jedoch oft nicht nötig. Ein fieberhafter Infekt kann bereits am ersten Tag richtig behandelt werden, obwohl beispielsweise die Diagnose »Masern« (Seite 47) anhand der typischen Symptome vielleicht erst zwei Tage später gestellt werden kann. Der Ausbruch der Masern wird durch homöopathische Mittel nicht verhindert, die optimal angeregten Selbstheilungskräfte sorgen jedoch für einen bestmöglichen Krankheitsverlauf.

So hilft das richtige Mittel

- Das richtig gewählte Mittel wirkt sichtbar und schnell. Bald nach Einnahme wird sich das Befinden Ihres Kindes deutlich bessern; je nach Schwere der Erkrankung und seiner Reaktion kann ein heilsamer Schlaf folgen. Ein benommenes Kind wird ansprechbar, ein unruhiges oder ängstliches Kind gelassener, ein quengelndes ruhiger.

Sehr hohes Fieber wird spätestens innerhalb von ein bis zwei Stunden nach Einnahme des richtigen Mittels zu fallen beginnen. Leichtes oder mäßiges Fieber darf in den nächsten Stunden noch leicht ansteigen, wenn andere gewichtige Beschwerden des Kindes gleichzeitig besser werden (zum Beispiel Kopf-, Bauch- oder Ohrenschmerzen). Tritt jedoch nach den ersten drei Stunden keine deutliche Wirkung ein, war die Mittelwahl meist falsch (Seite 11).

- Die Zeit bis zur Heilung dauert unterschiedlich lange: Die dem Fieber zugrundeliegende Infektion kann durch mehrmalige Gaben eines einzigen Mittels binnen Stunden behoben sein oder auch mehrere Tage zur Heilung benötigen.
- Je nachdem, wo der Infektionsherd sitzt und welcher Art die Erreger sind, treten zusammen mit Fieber weitere spezifische Beschwerden auf. So entwickelt sich die Erkrankung beispiels-

weise zu einem grippalen Infekt (Seite 26), vielleicht mit Schnupfen (Seite 28), Husten (Seite 40) oder Mandelentzündung (Seite 34). Fieber kann eine Blinddarmentzündung ebenso anzeigen wie den Beginn einer Kinderkrankheit (Seite 46). Sobald ausgeprägte Beschwerden auftreten, überprüfen Sie bitte in den entsprechenden Kapiteln die Beschwerden- und die Arzneimittelbilder; wählen Sie dann das Mittel, das für die Weiterbehandlung passend ist.

- Kinder mit bereits geschwächter Gesundheit haben in der Regel schon zahlreiche schulmedizinische Behandlungen erfahren. Darunter waren möglicherweise auch häufige Antibiotika- oder Cortisongaben; Fieber – eventuell verbunden mit Fieberkrämpfen (Seite 24) – wurde immer wieder mit fiebersenkenden Medikamenten unterdrückt. Auf diese Weise behandelte Kinder leiden zuweilen öfter als andere an fieberhaften Infekten und besonders häufigen Attacken mit hohem Fieber, oder sie sind im Gegenteil kaum noch fähig, bei Infektionen eine kräftige Abwehrreaktion, sprich Fieber, zu entwickeln.

Wichtig

Der gesundheitliche Zustand dieser Kinder kann sich weiter verschlechtern, da diese Behandlungsmethoden die Selbstheilungskräfte des kindlichen Organismus nicht aktivieren. Dann bietet sich die Konstitutionsbehandlung (Seite 9) an, um sowohl die geschwächten Abwehrkräfte des Kindes als auch die ihm eigene Veranlagung in Richtung Gesundheit umzukehren.

Die passenden homöopathischen Mittel

Nicht jedes Fieber braucht homöopathische Behandlung. Mit leichtem Fieber (bis 39 °C) kommt ein sonst gesunder Organismus auch unbehandelt gut zurecht. Liebevolle Fürsorge kann in diesem Fall wichtiger sein als eine Arznei.

Liebevolle Fürsorge

Lernen Sie abzuwarten, bis Ihr Kind eindeutige Symptome zeigt, die ein homöopathisches Mittel erfordern (Seite 9).

Dosierung für alle folgenden Mittel: 5 Globuli; nach 30 Minuten weitere 5 Globuli. Danach zwei Stunden abwarten. Bei Besserung nach Bedarf bis zu 3mal täglich je 5 Globuli.

Aconitum D6 Plötzlich einsetzendes Fieber, meist abends oder nachts. Nach anfänglich starkem Frieren schnell anstei-

Die passenden homöopathischen Mittel

gende Temperatur. Der Organismus reagiert sofort und heftig. Trockene und sehr heiße Haut. Heißes rotes Gesicht. Großer Durst auf kalte Getränke. Ihr Kind wirkt rastlos, angespannt und ängstlich.
Weitere mögliche Beschwerden: Brennend heißes Gefühl in der Nase. Heftige Kopfschmerzen. Heftige Ohrenschmerzen. Brennende Halsschmerzen.

Belladonna D6 Plötzlich einsetzendes Fieber, meist nachmittags, abends oder nachts. Hohe Temperatur. Kopf rot und heiß. Fiebrig glänzende Augen. Erweiterte Pupillen. Glühend heißer Körper. Hände und Füße sind eiskalt. Überempfindlich gegen Licht, Geräusche, Bewegung oder Berührung. Ihr Kind wirkt benommen und schläfrig oder aber aufgeregt. Es phantasiert, hat Halluzinationen von Gespenstern oder angsteinflößenden Tieren. Fährt immer wieder aus dem Schlaf auf. Blickt verwirrt oder wild. Krampfartige, ruckartige, zuckende Bewegungen. Meist durstlos, manchmal wünscht es sich Limonade oder Zitronensaft.
Weitere mögliche Beschwerden: Vorwiegend rechtsseitig, pulsierend, klopfend: Heftige Kopfschmerzen. Nasennebenhöhlen-Entzündung. Heftige Ohrenschmerzen. Halsschmerzen. Mandelentzündung. Bauchschmerzen. Fieberkrampf.

Bryonia D6 Ausgeprägter Fieberfrost. Temperatur steigt eher langsam als plötzlich an. Auch die weiteren Krankheitssymptome entwickeln sich erst im Laufe einiger Tage. Ihr Kind will ruhig im Bett liegen, mag keine Bewegung und keine Unterhaltung, kann mürrisch und abweisend wirken. Verlangt etwas und weist es wieder zurück. Will weder hochgehoben noch getragen werden. Beschwerden werden oft schon durch die geringste Bewegung verschlimmert. Liegen oder Druck auf den schmerzhaften Bereich bessert. In Fieberphantasien will es nach Hause gebracht werden, obwohl es in seinem Bett ist. Sehr trockene Schleimhäute, vor allem im Mund. Spröde, eingerissene Lippen. Großer Durst auf große Mengen kalter Flüssigkeit in unregelmäßigen Abständen.
Weitere mögliche Beschwerden: Heftige, berstende Kopfschmerzen. Sehr trockener, harter Stuhl oder Verstopfung. Trockener, schmerzhafter Husten. Gelenkschmerzen. Harter, gespannter Bauch mit Bauchschmerzen.

Dosierungsvorschrift Seite 20

Die passenden homöopathischen Mittel

Chamomilla D12 Hitze abwechselnd mit Schaudern oder Schüttelfrost. Fieber kann morgens gegen neun Uhr am höchsten sein. Ihr Kind fühlt sich sehr heiß an; heißer Kopfschweiß. Eine Wange ist rot und heiß, die andere blaß und kalt. Durstig auf Kaltes. Fährt aus dem Schlaf hoch, wirft sich unruhig hin und her. Hände und Gesichtsmuskeln können zucken. Alle Sinnesfunktionen, vor allem sein Schmerzempfinden, sind übermäßig gesteigert. Extreme Reaktionen schon auf kleine Unannehmlichkeiten. Jähzornig, ungeduldig, unruhig, nichts können Sie ihm recht machen. Weinen steigert sich zu schrillem Schreien. Ein kleines Kind beruhigt sich erst, wenn es auf den Arm genommen und herumgetragen wird.
Weitere mögliche Beschwerden: Bauchschmerzen mit kolikartigen Krämpfen, aufgetriebener, gespannter Bauch. Durchfall. Ohrenschmerzen. Halsentzündung. Zahnungsbeschwerden.

Ferrum phosphoricum D6 Mäßiges bis hohes Fieber ohne deutliche Symptome wie bei den anderen Mitteln. Mal ist das Gesicht blaß, mal sind die Wangen gerötet. Möglicherweise kommt es bei Fieberbeginn zu Nasenbluten. Haut heiß und trocken. Geringer Durst. – Am ehesten geeignet für etwas blasse, blutarm (anämisch) wirkende Kinder, die sich leicht erkälten. Sie sind nervös, empfindsam, erröten schnell.
Weitere mögliche Beschwerden: Halsschmerzen. Bronchitis. Magenschmerzen.

Gelsemium D12 Frösteln. Frostschauer steigen die Wirbelsäule hoch. Schüttelfrost und Zähneklappern. Kalte Hände und kalte Füße, dabei heißes Gesicht. Hitze vor allem an Kopf und Gesicht. Durstlos. Sein Zustand hat sich langsam entwickelt. Ihr Kind wirkt matt, schläfrig, benommen, möchte ungestört sein. Von kleinen Anstrengungen schnell erschöpft, zittrige Schwäche. Die Augenlider sind schwer, hängen halb über den Augen. Schwindel wie betrunken.
Weitere mögliche Beschwerden: Kopfschmerzen, beginnend im Hinterkopf oder Nacken. Gliederschmerzen.

Mercurius solubilis D12 Kriechende Kälte, Hände und Füße sind eiskalt, Schaudern, Schüttelfrost, vor allem abends und nachts. Darauf Hitze mit heißem Kopf, Röte und Brennen der Wangen. Großer Durst auf Kaltes. Die folgenden reichlichen

Dosierungsvorschrift Seite 20

Die passenden homöopathischen Mittel

Schweißausbrüche führen nicht zur Fiebersenkung, sondern nur zu Erschöpfung. Je mehr Ihr Kind schwitzt, desto schlechter geht es ihm. Hitze und Frost wechseln ständig ab. Fettiger, klebriger, übelriechender Schweiß. Auffallender Mundgeruch, starker Speichelfluß. Ist schwach und zittrig. Mag keine frische Luft.
Weitere mögliche Beschwerden: Halsschmerzen. Ohrenschmerzen. Kopfschmerzen. Schnupfen. Husten. Heiserkeit.

Nux vomica D12 Fieber mit ständigem Frösteln. Trotz brennender Hitze kann Ihr Kind nicht mal die Hände unter der Bettdecke hervorstrecken, ohne zu frösteln. Wird auch an der Heizung, mit einer Wärmflasche oder vielen Decken nicht warm. Heftiges Niesen, blaue Fingernägel. Überempfindlich und schnell reizbar, sehr ungeduldig und ärgerlich. Kann keinen Lärm ertragen.
Weitere mögliche Beschwerden: Berstende Kopfschmerzen am Hinterkopf. Schnupfen. Bauchschmerzen. Muskelverspannungen. Gliederschmerzen. Rückenschmerzen. Blasenentzündung.

Pulsatilla D12 Durstlos sowohl im Fröstel- als auch im Hitzestadium des Fiebers. Kann keine äußere Wärme, kein Zudecken vertragen. Leckt sich häufig die Lippen. Angeschwollene Venen. – Sehr auffällig ist die Stimmungslage Ihres Kindes: Es will ständig bei Ihnen sein, von anderen aber nichts wissen. Weint und jammert wegen jeder Kleinigkeit. Stöhnt, wimmert, will nicht reden. Wird ungeduldig und scheint zu verzweifeln wegen seines »immensen« Leidens. Ständig wechselnde Gefühle und Ängste halten Ihr Kind, aber auch Sie in Atem. Sein Zustand wechselt schnell: einmal ist es überempfindlich, dann wieder apathisch.
Weitere mögliche Beschwerden: Übelkeit. Bauchschmerzen. Ohrenschmerzen. Schnupfen. Husten. Bindehautentzündung.

Rhus toxicodendron D12 Ihr Kind fröstelt. Kälteschauer werden von trockenem Hüsteln begleitet. Durst, vor allem auf kalte Milch. Die Zunge ist belegt bis auf die rote Zungenspitze. Fieberbläschen an den Lippen. Unruhiger Schlaf, wälzt sich hin und her. Gähnt, streckt sich. Fühlt sich steif und wie zerschlagen, muß sich trotzdem dauernd bewegen und findet keine bequeme Lage. Unruhig, ängstlich, niedergeschlagen.
Weitere mögliche Beschwerden: Heftige Glieder- und Rückenschmerzen. Steifer Hals.

Dosierungsvorschrift Seite 20

Fieberkrämpfe

Fieberkrämpfe kommen zwischen dem sechsten Lebensmonat und dem fünften Lebensjahr relativ häufig vor. Der Grund, warum es bei manchen Kindern durch plötzlich ansteigendes Fieber zu Fieberkrämpfen kommt, bei anderen Kindern dagegen nicht, ist noch nicht bekannt; ebenso wenig kennt man die genaue Ursache für die Krämpfe. Es hat sich jedoch gezeigt, daß ein rascher Temperaturanstieg wohl eher krampfauslösend wirkt als die hohe Temperatur selbst.
Ein Fieberkrampf tritt meist zu Beginn von sehr schnell ansteigendem Fieber auf, in der Regel etwa bei 38 °C, seltener bei hohem Fieber. Er kann zehn Minuten und länger dauern.

Beschwerden

Gesichtsmuskeln, Augenlider, Finger, Arme, Beine, gelegentlich der ganze Körper können zucken. Wenn kurzzeitig der Atem stockt, können sich Gesicht und Lippen blau verfärben.
In schweren Fällen wird das Kind von starken Muskelkrämpfen regelrecht geschüttelt, es wird steif, verdreht die Augen und verliert das Bewußtsein. Dabei kann es die Kontrolle über Blase und Darm verlieren und/oder erbrechen.

Wichtig

Wenn Ihr Kind zum ersten Mal einen Fieberkrampf bekommt, rufen Sie bitte unverzüglich den (Not-)Arzt; er wird ein krampflösendes Medikament geben.
Fieberkrämpfe können erste Anzeichen für eine spätere Epilepsie sein. Lassen Sie Ihr Kind deshalb ärztlich untersuchen; mit Hilfe einer Blutuntersuchung und der Messung der Hirnstromkurve (EEG) kann der Arzt organische Ursachen, die einer Epilepsie zugrundeliegen können, ausschließen.
Neigt Ihr Kind zu Fieberkrämpfen (mit oder ohne hirnorganischen Befund), wenden Sie sich bitte an Ihren Homöopathen, der mit einer Konstitutionsbehandlung helfen kann (Seite 9), dieser Krankheitsbereitschaft oder einer möglichen epileptischen Veranlagung Ihres Kindes den Boden zu entziehen.
Der Homöopath kann Sie auch beraten, wie Sie im akuten Fall den Verlauf eines Fieberkrampfs mit dem passenden homöopathischen Mittel abschwächen und beenden können.

Erkältungskrankheiten

Kinder sind besonders anfällig

Kinder sind besonders anfällig für Erkältungskrankheiten, denn ihr Immunsystem muß erst lernen, sich mit den zahlreichen Krankheitserregern auseinanderzusetzen. – Viele Umstände begünstigen das Entstehen einer Erkältung, etwa wenn das Kind sich beim Spielen erhitzt hat und anschließend in verschwitzter Kleidung umhergelaufen ist, wenn es zu dünn angezogen war oder auf dem kalten Boden gesessen hat, wenn es nasse Füße bekommen hat oder Zugwind ausgesetzt war, zu lange in kaltem Wasser gespielt hat und/oder im nassen Badeanzug herumgelaufen ist.
Je nach Abwehrkraft haben die eindringenden Bakterien oder Viren dann leichtes Spiel und rufen eine leichte bis schwere Erkältung hervor, indem sie Entzündungsprozesse im Hals-Nasen-Rachenraum verursachen: Die Schleimhäute werden heiß und rot, schwellen an und sondern vermehrt Sekret ab, das anfangs dünn-, später dickflüssig ist. So kommt es zu Schnupfen, Halsweh und Husten, die oft begleitet sind von Kopfweh, Fieber, Ohren- oder Gliederschmerzen. Das Kind fühlt sich abgeschlagen, lustlos, hat wenig Appetit, ist reizbar, brummig, quengelig, will allein gelassen werden oder ist besonders anhänglich.

So können Sie vorbeugen

- Kleiden Sie Ihr Kind je nach Jahreszeit und Wetterlage so, daß es nicht zu dünn, aber auch nicht zu dick angezogen ist. Am besten ist Kleidung aus Naturfasern, in der die Haut atmen und Körperwärme sich nicht stauen kann. Ihr Kind muß sich in seiner Kleidung wohl fühlen, damit es sie nicht im ersten unbeobachteten Moment ablegt. Beim Spielen auf feuchtem Grund und bei Regenwetter ist wasserdichtes, festes Schuhwerk wichtig.
- Wenn Ihr Kind Sport treibt, geben Sie ihm immer ein Handtuch und trockene Kleidung zum Wechseln mit.

Wichtig: Gesunde Ernährung

- Vor allem in der kalten Jahreszeit hilft eine vitaminreiche Ernährung mit viel frischem Obst und Gemüse das Immunsystem zu stärken und Erkältungen vorzubeugen.

Wenn Ihr Kind sich erkältet hat

Bei einer leichten Erkältung – Ihr Kind hat etwas Schnupfen, Husten oder Halsweh, fühlt sich aber nicht krank – ist es nicht immer sinnvoll und notwendig, gleich ein homöopathisches Mittel zu geben, vor allem dann nicht, wenn sich aufgrund weniger, unauffälliger Symptome kein eindeutiges Mittelbild ergibt. Dann ist es besser, erst einmal abzuwarten und ihm mit bewährten Hausmitteln zu helfen, etwa mit einer Kamillendampf-Inhalation, einem Lindenblüten-Tee, einem Halswickel oder einer Rotlichtbestrahlung.

Wichtig

Leidet Ihr Kind häufig unter Schnupfen, Halsentzündungen oder Husten, so daß Sie es nur selten beschwerdefrei erleben, empfiehlt sich eine Konstitutionsbehandlung (Seite 9), die seinem geschwächten Immunsystem hilft, sich von der chronischen Erkältungsneigung zu befreien.
Eine weitere Ursache für chronische Erkältungen können auch die zahlreichen Umweltbelastungen sein, die den kindlichen Organismus schneller und nachhaltiger schwächen als den des Erwachsenen. So kann eine chronische Reizung der Atemwegsschleimhäute Ihres Kindes seinen Grund in der häuslichen Umgebung haben, vor allem durch starke Raucher in der Familie, aber auch durch Wohngifte wie Stickoxide (Gasheizung oder -herd), Formaldehyd (Möbel, Bodenbelag), ausdampfende Lösungsmittel (Lack und Wandfarbe), Chemikalien in Bau- und Schaumstoffen oder durch Schimmelpilz an den Wänden. Diese Belastungen zeigen sich darin, daß meist mehrere Familienmitglieder chronisch krank sind. Wenn Sie vermuten, daß Wohngifte die Gesundheit Ihrer Familie beeinträchtigen, fragen Sie bitte einen Experten.

Akute fieberhafte Erkältung (Grippaler Infekt)

Grippezeit: Herbst, Winter, Frühling

Vor allem in den Wintermonaten, wenn Kinder wenig an der frischen Luft spielen können, aber auch in den Übergangszeiten, im Frühling und Herbst, können sich Grippeviren leicht über Tröpfcheninfektion verbreiten. Die Erreger greifen die Schleimhäute von der Nase bis zu den Bronchien an. Dadurch entstehen Entzündungsprozesse, die es auch Bakterien leicht machen, sich zu verbreiten. Das Kind leidet an einer Vielzahl möglicher Symptome, die von Fieber begleitet sind. Ein grippaler Infekt ist meist nach vier bis acht Tagen vorüber.

Wichtig

Ein grippaler Infekt bei Kindern ist häufig auch das Vorstadium einer Kinderkrankheit, etwa Masern (Seite 47), Mumps (Seite 56) oder Scharlach (Seite 54). Lesen Sie bitte auch bei diesen Krankheitsbildern nach und prüfen Sie, ob entsprechende Symptome vorliegen.

Beschwerden

Der grippale Infekt beginnt oft plötzlich mit mäßigem bis hohem Fieber, Frösteln oder Kälteschauern, Halsschmerzen, Heiserkeit und trockenem Husten, Schnupfen, Kopf- und Gliederschmerzen und geschwollenen Lymphknoten; gelegentlich kommen Bauchschmerzen und Erbrechen hinzu.

Mögliche Komplikationen

Zusätzliche bakterielle Infektionen können eine Mittelohrentzündung, selten eine Lungenentzündung verursachen. – In seltenen Fällen sind die Erreger Grund für eine Entzündung der Gelenke (rheumatisches Fieber). – Selten kommt es zu einer Hirnhautentzündung (Meningitis) oder einer Gehirnentzündung (Enzephalitis).

Begleitende Hilfen

- Sorgen Sie für ein stets gut gelüftetes, aber ausreichend beheiztes Kinderzimmer. Finden Sie heraus, was Ihrem Kind gut tut. Manche Kinder frösteln schon, wenn das Fenster nur einen Spalt offensteht, andere wieder vertragen keine Wärme.

Begleitende Maßnahmen bei Fieber finden Sie auf Seite 16.

Keine Selbstbehandlung

Bringen Sie Ihr Kind umgehend ins Krankenhaus

- wenn zu den Symptomem starke Kopfschmerzen, verbunden mit hohem Fieber, Nackensteifigkeit und/oder nach hinten überstrecktem Körper, Krämpfe oder Zuckungen (auch einzelner Körperteile), hinzukommen oder wenn Ihr Kind mit dem Kopf hin- und herrollt (Verdacht auf Hirnhautentzündung = Meningitis, oder Gehirnentzündung = Enzephalitis).

Rufen Sie umgehend Ihren Kinderarzt/Homöopathen

- wenn Ihr Kind jünger ist als sechs Monate.
- wenn ausgeprägte Muskel- und Gelenkschmerzen mit heißen Gelenkschwellungen auftreten (Verdacht auf rheumatisches Fieber).
- wenn sich Atembeschwerden mit geräuschvollem, schwerem, schnellem oder keuchendem Atem einstellen (Verdacht auf Lungenentzündung).
- wenn Sie unsicher sind im Hinblick auf Schwere oder Verlauf der Krankheit.

Die homöopathische Behandlung

Viele Symptome gleichzeitig

Bei einem grippalen Infekt leidet das Kind meist an einer Vielzahl von Symptomen gleichzeitig, die zusammen mit der besonderen Reaktions- und Stimmungslage des Kindes wie etwa Reizbarkeit, Anhänglichkeit, Durst, Hunger oder Temperaturempfinden ein homöopathisches Arzneimittelbild ergeben.

- Die wichtigsten Mittel für einen grippalen Infekt finden Sie bei »Fieber« (Seite 18).
- Weitere geeignete homöopathischen Arzneien suchen Sie, dem augenblicklichen Schwerpunkt der Erkältungsbeschwerden entsprechend, bitte in den folgenden Abschnitten.

Schnupfen

Sinnvoll für den Organismus

Viele Erkältungen beginnen mit einem Schnupfen. Eingedrungene Erreger haben eine Entzündung der Nasenschleimhaut ausgelöst. Sie schwillt an und produziert vermehrt Sekret, gleichzeitig wird sie stärker durchblutet, damit Abwehrzellen schneller am »Ort des Geschehens« wirken können. So entsteht die lästige, für den Organismus aber sinnvolle Verstopfung der Nase.

Verwenden Sie Nasentropfen aus diesem Grund bitte nur dann, wenn Ihr Kind nachts seiner verstopften Nase wegen nicht in den Schlaf findet. Nasentropfen verengen die Blutgefäße der Nasenschleimhaut und stören dabei den Selbstheilungsprozeß. Sobald die Wirkung nach einigen Stunden nachläßt, schwillt die Nasenschleimhaut stärker an als zuvor, Ihr Kind leidet noch mehr unter den Schnupfenbeschwerden.

Beschwerden

Am Anfang eines Schnupfens steht oft ein trockenes, heißes oder prickelndes Gefühl in der Nase. Das Kind muß häufig niesen, fröstelt und hat leicht erhöhte Temperatur. Aus der Nase kommt zuerst meist klares, später auch gelbes oder gelbgrünes Sekret. Häufig klagt das Kind über eine verstopfte Nase, was vor allem nachts den Schlaf behindern kann. Säuglingen fällt das Saugen und Trinken mit verstopfter Nase schwer, denn sie haben noch nicht gelernt, durch den Mund zu atmen. Bei einigen Kindern werden von dem herauslaufenden Nasensekret Nase und Oberlippe wund. Begleitend können eine Augenentzündung, Kopfweh und Halsschmerzen auftreten. Nach vier bis acht Tagen ist ein Schnupfen überstanden.

Wichtig

Wenn Ihr Kind immer wieder unter Schnupfen, eventuell mit chronischer Entzündung der Nasennebenhöhlen (Sinusitis, Seite 32), leidet, lassen Sie es konstitutionell behandeln (Seite 9), um diese anlagebedingte Schwäche zu beheben.

Begleitende Hilfen

- Eine Inhalation mit einem Kamillendampfbad hilft, die entzündeten Schleimhäute zu beruhigen. Lassen Sie dabei Ihr Kind der Verbrühungsgefahr wegen niemals unbeaufsichtigt.
- Sorgen Sie mit einem Luftbefeuchter oder nassen Tüchern auf der Heizung für ausreichende Luftfeuchtigkeit im Kinderzimmer. Damit beugen Sie dem Austrocknen der Schleimhäute vor, Ihr Kind kann leichter durch die Nase atmen.

Die passenden homöopathischen Mittel

Dosierung für alle folgenden Mittel: 2mal je 5 Globuli in Abständen von 30 Minuten, die Wirkung zwei Stunden abwarten. Bei Besserung am gleichen Tag noch 1mal 5 Globuli, in den nächsten Tagen bei Bedarf 2mal täglich 5 Globuli.

Aconitum D6 Wichtiges Mittel für das frühe Stadium eines Schnupfens. Die Beschwerden entwickeln sich plötzlich: Ihr Kind ist unruhig und ängstlich, fröstelt und hat Durst auf kalte Getränke. Es klagt über Kribbeln und ein trockenes, heißes Gefühl in der Nase. Dabei muß es häufig niesen. Klares, wäßriges, heißes Sekret. Mögliche Auslöser: trockenes, kaltes Wetter oder kalter Wind.

Nux vomica D12 Ihrem Kind ist äußerst fröstelig; sogar zugedeckt oder in der Nähe der Heizung wird ihm nicht warm. Vor allem morgens beim Aufstehen muß es häufig niesen; dann fließt auch reichlich wäßriger Schleim aus der Nase. Es klagt über einen rauhen, kratzigen Hals. Ihr Kind reagiert empfindlich auf Geräusche und Licht, es ist ungeduldig und gereizt.

Natrium muriaticum D12 Der Schnupfen beginnt mit heftigen Niessalven. Große Mengen wäßrigen oder eiweißartigen Sekrets laufen aus der Nase und machen Nasenflügel und

Die passenden homöopathischen Mittel

Oberlippe wund. Ihr Kind klagt, daß es kaum noch etwas schmecken und riechen kann. Es hat möglicherweise Kopfschmerzen und tränende Augen. Die Lippen sind sehr trocken und rissig, häufig bilden sich dort während der Erkältung Herpesbläschen. Durst auf kalte Getränke. Warme, stickige Zimmerluft verträgt Ihr Kind nicht.

Arsenicum album D12 Ihr Kind ist unruhig, ängstlich und ungewöhnlich erschöpft. Es ist blaß, sehr fröstelig, sucht die Wärme der Heizung, braucht warme Decken und verlangt nach warmen Getränken, die es in kleinen Schlucken trinkt. Das Nasensekret ist scharf und macht die Haut wund. Der Schnupfen ist oft nur rechtsseitig.

Allium cepa D6 Aus der Nase laufen ununterbrochen wäßrige, scharfe Absonderungen, die Nasenlöcher und Oberlippe wund machen. Vor allem morgens beim Aufstehen und beim Betreten eines warmen Zimmers muß Ihr Kind niesen. Entzündete und brennende Augen wie beim Zwiebelschneiden, aber milder Tränenfluß. Im Freien geht es Ihrem Kind besser.
Weitere mögliche Beschwerden: Husten, Heiserkeit, Kopfweh.
Mögliche Auslöser: Nasse Füße oder feuchtkalter Wind.

Euphrasia D6 Klarer Fließschnupfen wird begleitet von einer Augenentzündung mit scharfem Tränenfluß und brennenden Augen. Ihr Kind ist lichtempfindlich und muß häufig blinzeln. Im Freien sind die Beschwerden deutlich schlimmer. Die Nase läuft vor allem am Morgen.
Weitere mögliche Beschwerden: Lockerer Husten mit Auswurf.

Dulcamara D6 Reichlicher Schnupfen mit dickem, gelbem Schleim. Auch blutige Krusten können sich bilden. Ihr Kind möchte es warm haben, denn sobald es an die frische Luft oder in den kalten Regen kommt, verstopft die Nase völlig. Bei fast jeder Erkältung sind seine Augen entzündet, tränen oder verkleben.
Weitere mögliche Beschwerden: Kopfweh, vor allem bei verstopfter Nase, Halskratzen, Blasenkatarrh, Durchfall.
Mögliche Auslöser: Feuchtes, regnerisches Wetter. Spielen auf kaltem Boden. Kalte Füße.

Dosierungsvorschrift Seite 29

Die passenden homöopathischen Mittel

Pulsatilla D12 Ihr Kind ist weinerlich, empfindlich und mag am liebsten in Ihrer Nähe sein. Dabei jammert es mal über dies, mal über das – seine Beschwerden wechseln ständig. In der Nacht, im warmen Zimmer oder durch die Bettwärme leidet es vor allem unter einer verstopften Nase. Es strampelt sich häufig frei, will die Fenster offen haben oder möchte lieber an der frischen Luft sein, obwohl ihm fröstelig ist. Beim Hinlegen und nachts verschlimmern sich die Beschwerden; vor allem morgens, beim Aufstehen, läuft dicker, milder, gelbgrüner Schleim aus der Nase. Es hat trockene Lippen, aber überhaupt keinen Durst.
Weitere mögliche Beschwerden: Bindehautentzündung, Husten, Ohrenschmerzen.

Bei Säuglingsschnupfen

Lycopodium D12 Stockschnupfen mit ständig verstopfter Nase. Die Verstopfung ist in der Nacht und gegen Morgen am schlimmsten, wenn sich viel Schleim angesammelt hat. Sie müssen die Nase Ihres Babys oft absaugen, denn von alleine fließt nichts ab. Der Schleim ist gelb-grün und sehr dickflüssig. Beim Saugen oder Trinken hat es Schwierigkeiten zu atmen und weint oder schreit, weil es Hunger hat. Auffällig ist sein beinahe ständiges Schniefen und Schnüffeln.

Sambucus D6 Verstopfte Nase und trockener Schnupfen ohne Schleimbildung. Ihr Baby muß beim Trinken die Brust oder den Sauger immer wieder loslassen, um Luft zu holen. Nachts wacht es auf, weil es durch seine verstopfte Nase nicht atmen kann. Es muß häufig schniefen und schwitzt sehr.

Nux vomica D12 In der Nacht hat Ihr Baby eine trockene, verstopfte Nase und muß deshalb durch den offenen Mund atmen. Frühmorgens beginnt das Nasensekret zu fließen, dann ist die Nase stark verklebt. Ihr Kind ist in reizbarer Stimmung und fühlt sich schlechter in kalter Luft oder bei offenem Fenster.

Dosierungsvorschrift Seite 29

Nebenhöhlenentzündung (Sinusitis)

Während eines Schnupfens können sich die Nebenhöhlen entzünden – Hohlräume im Oberkiefer und in der Stirn, die mit der Nasenhöhle in Verbindung stehen und mit derselben Schleimhaut ausgekleidet sind wie die Nase. Bei Kleinkindern sind die Nebenhöhlen noch nicht fertig ausgebildet, an einer Sinusitis erkranken deshalb in erster Linie Kinder vom Schulalter an.

Beschwerden Das Kind klagt über ein Druckgefühl und Schmerzen in der Stirn über der Nasenwurzel, in den Augenhöhlen oder in den Wangenknochen. Auch Kopfschmerzen können auftreten. Häufig sind die Gesichtsknochen empfindich gegen Druck oder Berührung. Beim Schneuzen sondert das Kind grünlichgelben, oft zähen oder dicken Schleim ab. Rechtzeitig behandelt, klingt eine akute Nebenhöhlenentzündung in drei bis fünf Tagen ab.

Wichtig Suchen Sie Ihren Homöopathen auf, wenn Ihr Kind immer wieder unter Schnupfen mit chronischer Nebenhöhlenentzündung leidet. Diese Schwäche läßt sich mit einer Konstitutionsbehandlung (Seite 9) oft beheben.

Begleitende Hilfen

- Lassen Sie Ihr Kind zweimal täglich Kamillendampf inhalieren; lassen Sie es der Verbrühungsgefahr wegen dabei aber bitte niemals allein.
- Bei Abklingen der Beschwerden können Sie Ihr Kind zweimal täglich für je zehn Minuten vor eine Rotlichtlampe setzen. Im akuten Entzündungsstadium ist dies allerdings nicht erlaubt, weil die Wärme meist die Druckschmerzen vergrößert. Probieren Sie aus, ob sie Ihrem Kind guttut.
- Sorgen Sie mit Hilfe eines Luftbefeuchters oder feuchter Tücher auf der Heizung für ausreichende Luftfeuchtigkeit im Kinderzimmer.

Die passenden homöopathischen Mittel

Dosierung für alle folgenden Mittel: 2mal je 5 Globuli in Abständen von 30 Minuten, die Wirkung zwei Stunden abwarten. Bei Besserung am gleichen Tag noch 1mal 5 Globuli, in den nächsten Tagen bei Bedarf 2mal täglich je 5 Globuli.

Die passenden homöopathischen Mittel

Kalium bichromicum D12 Ihr Kind empfindet einen drückenden Schmerz und ein unangenehmes Völlegefühl über der Nasenwurzel, die durch Berührung schlimmer werden. Drückende Schmerzen auch über der rechten Augenhöhle. Die Nase ist meistens von dicken Schleimpfropfen verstopft. Das gelb-grüne Sekret ist ausgesprochen zäh und kann in Fäden aus der Nase gezogen werden.

Cinnabaris D6 Ihr Kind hat starke Kopfschmerzen in der Stirn, die besser werden, wenn es die Hände gegen den Kopf drückt. Die Schmerzen können bis zu den Schläfen ausstrahlen. Auch die Nasenknochen sind schmerzhaft und empfindlich gegen Berührung. Ihr Kind klagt über ein eigenartiges Druckgefühl auf den Nasenknochen, als hätte es eine Brille getragen, oder es hat das Gefühl, ein kalter, metallischer Gegenstand würde auf seine Nasenwurzel gedrückt. Es schneuzt dicke Klumpen schmutziggelben Schleims.

Hepar sulfuris D12 Dicker, gelber, übelriechender Schleim kommt aus der Nase oder wird nach hinten in den Rachen gezogen. Wunde Nasenlöcher. Die Gesichtsknochen schmerzen bei Berührung. Ihr Kind ist ausgesprochen fröstelig und empfindlich gegen jeden Lufthauch. Es läuft dick »eingemummelt« in Schal und Mütze herum oder liegt hoch zugedeckt im Bett. Verlangt nach warmen Getränken. Es reagiert überempfindlich auf Schmerzen und gerät leicht in Zorn, ist unzufrieden und eigensinnig. Eventuell saurer Körpergeruch.

Mercurius solubilis D12 Grünlich-eitriges Nasensekret, das unangenehm riecht. Ihr Kind empfindet ein Druckgefühl und Benommenheit im Kopf, vor allem in der Stirn und unter den Augen. Nachts sind die Schmerzen schlimmer. Dann schwitzt Ihr Kind stark und hat Speichelfluß. Aus dem Mund riecht es schlecht, vielleicht hat es dort auch Aphthen (kleine schmerzhafte Geschwüre). Sein Gesicht sieht verquollen aus, die Nasenlöcher sind wund-schorfig und häufig mit Sekret verklebt. Ihr Kind hat Durst auf kalte Getränke, reagiert empfindlich auf leichte Temperaturschwankungen.

Dosierungsvorschrift Seite 32

Halsschmerzen, Mandelentzündung

Wenn Ihr Kind sich erkältet hat, klagt es fast immer auch über Halsweh und Schluckbeschwerden. Manchmal ist durch das herablaufende Schnupfensekret nur die Rachenwand gerötet, viel häufiger aber entzünden sich die Gaumenmandeln und schwellen an. Die Gaumenmandeln sind die »Wächter« vor den Toren des Rachens und der unteren Atemwege – ein wichtiges Organ des lymphatischen Systems, dessen Aufgabe es ist, eindringende Erreger abzufangen und zu bekämpfen.

Beschwerden

Bei einer Mandelentzündung (Angina tonsillaris) unterscheidet man zwischen der »roten« und der »weißen« Angina.
Bei einer »roten« Angina sind meist Viren die Auslöser. Rachen und Mandeln sind hell- bis dunkelrot verfärbt, die Mandeln geschwollen. Das Kind klagt über starkes Kratzen, Brennen oder Stechen im Hals, das Schlucken tut ihm weh, manchmal ist schon das Einatmen schmerzhaft. Die Zunge ist belegt, die Halslymphknoten sind geschwollen. Das Kind hat Fieber, oft auch Kopf-, Bauch- und Gliederschmerzen.
Lösen Bakterien die Entzündung aus oder kommen sie zu einer bereits vorhandenen Entzündung hinzu, spricht man von der »weißen« Angina: Es bilden sich Eiterstippchen auf den Mandeln, die sich zu weißen Belägen ausbreiten können. Die »weiße« Angina ist oft weniger schmerzhaft als die »rote«, doch auch hier hat das Kind Schluckbeschwerden und mag nichts essen. Dazu kommt hohes Fieber – 40 bis 41° C –, das Kind fühlt sich sehr krank. Es riecht unangenehm aus dem Mund, klagt über Kopf- und Bauchschmerzen, leidet an Übelkeit oder Erbrechen.

Scharlach?

Aus einer besonderen Art von Streptokokkenbakterien entwickelt sich Scharlach (Seite 54) – ebenfalls eine eitrige (»weiße«) Angina, die von einem Ausschlag am Körper begleitet wird. Aus diesem Grund machen Kinderärzte ihrer Sorgfaltspflicht entsprechend bei Halsentzündungen einen Rachenabstrich, um den Erreger festzustellen, und verordnen meist sofort ein Breitband-Antibiotikum oder Penizillin, die jedoch nur bei Bakterienbefall (»weiße« Angina) wirken.
Aus homöopathischer Sicht ist es sinnvoller, dem kindlichen Immunsystem die Möglichkeit zu geben, sich mit den Erregern auseinanderzusetzen und dadurch seine Abwehrkräfte zu stärken. Homöopathische Mittel unterstützen diesen Lernprozeß

des Körpers und helfen, richtig eingesetzt, Komplikationen und Spätfolgen zu vermeiden.

Mögliche Komplikationen

Manchmal kann eine Mittelohrentzündung hinzukommen. – In seltenen Fällen kann sich ein Abszeß oder ein Kehlkopfödem entwickeln. – Eine durch Streptokokkenbakterien ausgelöste eitrige (»weiße«) Angina kann in seltenen Fällen Spätfolgen nach sich ziehen: Drei bis sechs Wochen nach der Halsentzündung können rheumatisches Fieber und Gelenkentzündungen auftreten; auch die Herzklappen oder die Nieren können betroffen sein.

Wichtig

Behandeln Sie eine eitrige »weiße« Angina bitte nicht selbst, sondern ziehen Sie immer Ihren Kinderarzt/Homöopathen hinzu, ebenso, wenn Sie sich in der Beurteilung der Erkrankung nicht sicher sind.

Begleitende Hilfen

- Ernähren Sie Ihr Kind nur mit flüssiger oder breiiger Kost, um ihm die Schmerzen beim Schlucken zu erleichtern. Fragen Sie, ob es kalte oder warme Speisen/Getränke mag.
- Wenn Ihr Kind schon gurgeln kann, lassen Sie es zwei- bis dreimal täglich mit Salbei-Tee (aus der Apotheke) gurgeln. Salbei desinfiziert die Schleimhäute und lindert die Schmerzen.
- Wenn Ihr Kind Berührung und Wärme am Hals zuläßt, kann auch ein feucht-warmer Halswickel helfen.
- Begleitende Maßnahmen bei Fieber finden Sie auf Seite 16.

Keine Selbstbehandlung

Rufen Sie umgehend Ihren Kinderarzt/Homöopathen

- wenn starke Ohrenschmerzen hinzukommen (Verdacht auf Mittelohrentzündung).
- wenn Ihr Kind an starken Schluckbeschwerden (extreme Schwellung der Mandeln) oder an Atemnot leidet (Verdacht auf Kehlkopfödem).
- wenn starker Speichelfluß, eine kloßige Sprache oder eine Kiefersperre hinzukommen (Verdacht auf Abszeß).

Die passenden homöopathischen Mittel

Dosierung für alle folgenden Mittel: 2mal je 5 Globuli im Abstand von 30 Minuten, die Wirkung zwei Stunden abwarten. Bei Besserung am gleichen Tag noch 1mal 5 Globuli, in den nächsten Tagen bei Bedarf 2mal je 5 Globuli.

Die passenden homöopathischen Mittel

Aconitum D6 Ganz plötzlich hat Ihr Kind Halsschmerzen und Fieber bekommen. Es klagt über Prickeln, Brennen und Stechen und ein zuschnürendes Gefühl im Hals. Dunkelrote, geschwollene Mandeln, auch Rachen, Gaumenbogen und Zäpfchen sind stark gerötet. Wegen des trockenen Gefühls im Hals hat Ihr Kind großen Durst auf kaltes Wasser, das Schlucken bereitet ihm jedoch starke Schmerzen. Es macht einen unruhigen, ängstlichen Eindruck.

Belladonna D6 Schnelle und heftige Entwicklung der Beschwerden mit hohem Fieber. Ihr Kind hat ein rotes, heißes Gesicht mit glasigen Augen, dabei kalte Hände und kalte Füße. Die Mandeln sind leuchtend rot und stark geschwollen. Obwohl der Hals trocken ist, glänzt er fast. Manchmal ist die rechte Seite stärker betroffen als die linke. Ihr Kind klagt über große Trockenheit und ein zuschnürendes Gefühl im Hals. Es hat das ständige Verlangen, zu schlucken, was aber sehr schmerzhaft ist. Kaum Durst. Es kann unruhig oder benommen wirken. Manchmal klopfende Kopfschmerzen.

Phytolacca D6 Der Rachen ist entzündet und dunkelrot bis bläulichrot verfärbt, vor allem die rechte Mandel ist stark geschwollen. Ihr Kind klagt über ein Kloßgefühl im Hals und heiße, brennende, »rauhe« Halsschmerzen. Beim Schlucken ziehen schießende Schmerzen vom Hals zu den Ohren. Warme Getränke verschlimmern die Halsschmerzen, kalte Getränke dagegen lindern. Insgesamt geht es Ihrem Kind in Wärme und Ruhe besser. Starke Glieder- und Rückenschmerzen.

Lachesis D12 Dunkel- bis bläulichrot entzündete Mandeln. Die Halsschmerzen sind auf der linken Seite schlimmer, oder aber sie sind vielleicht schon von links nach rechts gewandert. Herausragend ist die Berührungsempfindlichkeit Ihres Kindes: Es reagiert beinahe panisch, wenn Sie es am Hals anfassen oder ihm gar einen Schal oder Wickel anlegen wollen. Es hat das Gefühl, als wäre der Hals zu eng und angeschwollen. Heiße Getränke verträgt es gar nicht.

Apis D6 Die Mandeln sind so stark geschwollen, daß sie wie kleine rotglänzende Ballons aussehen. Auch das Zäpfchen ist geschwollen und hängt wie ein Sack herab. Stechende und bren-

Dosierungsvorschrift Seite 35

nende Halsschmerzen machen Ihrem Kind zu schaffen. Zimmerwärme und vor allem warme Umschläge oder warme Getränke hält es nicht aus. Es verlangt nach frischer Luft und kalten Anwendungen, zum Beispiel einem Umschlag oder Eis. Kein Durst.

Dosierungsvorschrift Seite 35

Hepar sulfuris D12 Ihrem Kind ist so fröstelig, daß es nur dick »eingemummelt« liegen mag, dabei ist es reizbar, unzufrieden und äußerst schmerzempfindlich. Ihr Kind mag nicht am Hals angefaßt oder untersucht werden. Es hat das Gefühl, als habe es einen Splitter oder eine Gräte verschluckt, die ihm im Hals sitzen. Jedesmal, wenn es schluckt, strahlen stechende Schmerzen zum Ohr oder zum Unterkiefer aus. Es können sich die ersten weißen Stippchen auf den Mandeln bilden. Aus dem Mund riecht es wie alter Käse. Ihr Kind mag warme Getränke und einen Schal um den Hals. Es neigt insgesamt dazu, sich schon beim leichtesten Luftzug zu erkälten.

Akute Ohrentzündung

Ohrenschmerzen sind bei Kindern eine häufige Begleiterkrankung von Erkältungs- und Kinderkrankheiten (Seite 25 und Seite 46). Dabei dringen Erreger (Viren oder Bakterien) aus dem Nasen-Rachen-Raum über einen Verbindungskanal – Ohrtrompete, Tube oder Eustachische Röhre genannt – oder über den Blutweg zum Mittelohr vor und verursachen dort eine Entzündung (Otitis media). Wenn dieser Kanal durch geschwollene Mandeln verstopft ist und sich die Schleimhaut entzündet und anschwillt, entsteht ein Tubenkatarrh.
Kalter (Zug-)Wind oder Wasser im Ohr – etwa beim Schwimmen – sind weitere Ursachen für eine Ohrentzündung.

Beschwerden

Bei einer akuten Ohrentzündung hat das Kind häufig Fieber; bei Säuglingen und Kleinkindern kann außerdem Erbrechen oder Durchfall hinzukommen. Sie weinen oder schreien, werfen den Kopf hin und her und/oder fassen sich ans Ohr. Sind Ohren oder Gehörgang nicht sichtbar gerötet, können Sie den Grund für sein Verhalten nicht immer gleich erkennen. – Ältere Kinder halten sich das schmerzende Ohr und klagen über stechende, pochende oder drückende Schmerzen. Häufig ist ein Ohr stärker betroffen als das andere. Es ist meist äußerst berührungsempfindlich, manchmal läßt sich schon von außen erkennen,

daß der Gehörgang gerötet ist; gelegentlich ist auch die Ohrmuschel rot und heiß. Beim Tubenkatarrh, oder wenn sich bei der Mittelohrentzündung bereits Eiter hinter dem Trommelfell angesammelt hat, hören die Kinder nicht mehr gut. Dabei haben sie das Gefühl, als ob etwas von innen auf das Ohr drücke.
Bei der Mittelohrentzündung entsteht nach zwei bis drei Tagen ein kleines Loch im Trommelfell, aus dem sich die eitrige Flüssigkeit nach außen entleert. Danach klingen die Schmerzen ab, und die Entzündung heilt in ein bis zwei Wochen.

Mögliche Komplikationen

Bei Säuglingen und Kleinkindern kann es zu einer Hirnhautentzündung (Meningitis) kommen, wenn der Eiter nicht abfließen kann und die Erreger ins Schädelinnere vordringen. – Wenn das Innenohr mitbefallen ist, kann in seltenen Fällen Taubheit oder Schwerhörigkeit zurückbleiben. – Die Entzündung kann auf den Knochen hinter dem Ohr (Mastoid) übergreifen.

Begleitende Hilfen

● Einigen Kindern hilft bei Ohrenschmerzen die Wärme einer Mütze oder einer Rotlichtlampe. Auch ein feuchtwarmer Umschlag tut dann manchmal gut. Andere Kinder wiederum bevorzugen einen Eisbeutel auf dem Ohr. Probieren Sie aus, was Ihrem Kind gut tut.

Keine Selbstbehandlung

Bringen Sie Ihr Kind umgehend ins Krankenhaus
- wenn zu den Ohrenschmerzen hohes Fieber, Nackensteifigkeit, auch mit nach hinten überstrecktem Körper, Krämpfe oder Zuckungen (auch einzelner Körperteile) hinzukommen oder wenn Ihr Kind mit dem Kopf hin- und herrollt (Verdacht auf Hirnhautentzündung = Meningitis).

Rufen Sie umgehend Ihren Kinderarzt/Homöopathen
- wenn Sie glauben, daß Ihr Baby Ohrenschmerzen hat. Bei Säuglingen besteht die Gefahr einer Hirnhautentzündung (Meningitis), wenn durch das für Sie nicht eindeutige Verhalten Ihres Kindes die Beschwerden nicht rechtzeitig erkannt werden.
- wenn die Entzündung bereits in ein eitriges Stadium übergegangen ist: Ihr Kind klagt über ein starkes Druckgefühl, hört nicht mehr gut, oder es kommt zu Ausfluß aus dem Ohr.
- wenn Ihr Kind über starke Schmerzen am Knochen hinter dem Ohr klagt (Verdacht einer Knochenentzündung hinter dem Ohr, Mastoid).
- wenn Sie unsicher sind im Hinblick auf Schwere oder Verlauf der Krankheit.

Die passenden homöopathischen Mittel

Dosierung für alle folgenden Mittel: 2mal je 5 Globuli im Abstand von 30 Minuten, die Wirkung eine Stunde abwarten. Bei Besserung weiter nach Bedarf, in den nächsten Tagen bei Bedarf noch 2mal täglich je 5 Globuli.

Aconitum D6 Ihr Kind hat im Zugwind gesessen oder an einem sehr windigen kalten Tag draußen gespielt. Sehr plötzlich hat es heftige stechende oder pochende Ohrenschmerzen und Fieber bekommen. Die Ohren sind auch von außen heiß und rot. Ihr Kind wirkt unruhig und ängstlich. Es hat Durst auf kalte Getränke.

Belladonna D6 Ihr Kind klagt über heftige, pulsierende Ohrenschmerzen vor allem auf der rechten Seite. Die Beschwerden sind plötzlich gekommen. Es hat Fieber mit einem roten heißen Kopf, aber kalte Hände und kalte Füße. Das betroffene Ohr ist sehr berührungsempfindlich und fühlt sich heiß an. Die Schmerzen können ins Gesicht oder sogar zum Hals und Nacken hin ausstrahlen. Auf laute Geräusche reagiert Ihr Kind empfindlich. Kaum Durst.

Chamomilla D12 Die Beschwerden beginnen oft plötzlich während der Nacht. Ihr Kind ist außer sich vor Schmerzen, es weint und schreit anhaltend, ist sehr unruhig, jähzornig und läßt sich nicht beruhigen. Möglicherweise beschimpft es Sie, wenn Sie ihm helfen wollen. Kleine Kinder lassen sich nur durch Herumtragen beruhigen. Wenn Sie sein schmerzendes, oft auch gerötetes Ohr berühren wollen, reagiert Ihr Kind regelrecht »hysterisch«. Im Fieber ist häufig eine Wange gerötet und heiß, die andere dagegen blaß und kalt. Häufig großer Durst auf kalte Getränke. Durch das Fieber und durch das viele Schreien ist ihm heiß geworden und es schwitzt.

Pulsatilla D12 Die Ohrentzündung Ihres Kindes hat sich langsam entwickelt, oft im Verlauf einer Erkältung. In der Nacht, wenn die Schmerzen durch die Bettwärme besonders schlimm sind, sucht es jämmerlich weinend Ihre Nähe, denn es ist verzweifelt über die Schmerzen. Das Weinen und Jammern kann sich bis zum Schreien steigern. Sobald es getröstet und

Dosierungsvorschrift Seite 39

Dosierungsvorschrift Seite 39

im Arm gehalten wird, geht es ihm meist schon ein bißchen besser. Es klagt über stechende oder drückende Schmerzen. Von außen sichtbar ist der gerötete Gehörgang. Eine Wange ist rot, die andere blaß. Ihr Kind hat nur wenig Fieber und keinen Durst. Wärme verschlimmert seine Beschwerden, Kälte dagegen tut ihm gut: Manchmal verlangt es Eis- oder andere kalte Auflagen auf das schmerzende Ohr.

Ferrum phosphoricum D6 Ihr Kind hat pochende, scharf stechende Ohrenschmerzen und nur mäßiges Fieber. Sein Gesicht wird abwechselnd rot und blaß. Die Ohrmuschel ist häufig gerötet. Eventuell hat Ihr Kind Nasenbluten, während es fiebert. Die Beschwerden haben keinen so heftigen Charakter wie etwa bei Aconitum oder Belladonna beschrieben. Geben Sie dieses Mittel auch dann, wenn Sie außer Ohrenschmerzen keine weiteren deutlich ausgeprägten Symptome bei Ihrem Kind feststellen können, also keine anderen Mittel geeignet erscheinen.

Erkältungshusten (Akute Bronchitis)

Husten - ein Reflex

Husten kann viele Ursachen haben und auch bei schweren Krankheitsbildern wie etwa Keuchhusten auftreten. Er ist ein Reflex, der dann einsetzt, wenn die Schleimhäute der Atemwege durch Viren oder Bakterien entzündet oder verschleimt sind, wenn Giftstoffe (Autoabgase, Tabakdunst, Schimmelpilze) eingeatmet werden oder wenn ein Fremdkörper in die Atemwege eingedrungen ist. Auch allergische Reaktionen der Schleimhäute wie Asthma oder Pseudokrupp verursachen Husten.
Einige Kinder neigen, ohne erkältet oder Allergiker zu sein, zu einem nervösen, krampfartigen Reizhusten, der sich häufig in der Nacht verschlimmert. Hier liegt die Ursache meist in einem seelischen Konflikt des Kindes begründet. Auch dann kann die Homöopathie wirkungsvoll helfen, allerdings können Sie in diesem Fall nicht selbst behandeln, sondern sollten einen Homöopathen aufsuchen.

Wichtig

- Im folgenden ist die Rede von der homöopathischen Behandlung einer akuten Bronchitis, wie sie in Begleitung einer Erkältung als Erkältungshusten auftritt.

Beschwerden

Das Kind muß häufig husten und klagt dabei über Schmerzen hinter dem Brustbein, begleitend kann mäßiges Fieber auftreten. In den ersten zwei bis drei Tagen ist der Husten noch trocken, wobei das Kind oft ein wundes, zusammenschnürendes Gefühl im Rachen hat. Vorübergehend kann auch Heiserkeit dazukommen. Danach beginnt das Kind, Schleim abzuhusten. Viele Kinder neigen dazu, ihn einfach herunterzuschlucken, wovon ihnen manchmal übel wird. Der Schleim ist anfangs zäh und glasig, später gelb bis grün-gelb. Bei starker Schleimbildung entsteht ein rasselndes Atemgeräusch. In der Regel ist eine akute Bronchitis in ein bis zwei Wochen vorüber.

Bitte beachten Sie

- Bitte vermeiden Sie bei der Behandlung nach Möglichkeit hustendämpfende Mittel (Antitussiva) wie etwa Sedotussin oder Paracodin. Sie verhindern, daß Ihr Kind den Schleim abhusten kann. Aus homöopathischer Sicht ist dies nicht sinnvoll, denn die Selbstheilungskräfte des Organismus werden dadurch unterdrückt.

Wichtig

Suchen Sie Ihren Kinderarzt/Homöopathen auf, wenn der Husten länger als zwei Wochen andauert oder wenn Ihr Kind bei jeder Erkältung an einer Bronchitis erkrankt. Dann ist eine Abwehrschwäche der Atemwege die Ursache, was zu chronischer Bronchitis, im Verlauf von mehreren Jahren auch zu Bronchialasthma, Lungenblähung oder Herzschwäche führen kann.
Wird eine solche Veranlagung frühzeitig erkannt, kann eine Konstitutionsbehandlung helfen (Seite 9).

Begleitende Hilfen

- Wenn der Husten nicht sehr stark ist und Ihr Kind keine ausgeprägten Beschwerden hat, ist es ratsam, nicht gleich ein homöopathisches Mittel zu geben, sondern abzuwarten, bis sich ein eindeutiges Beschwerdenbild zeigt.
- Sorgen Sie mit einem Luftbefeuchter oder nassen Tüchern auf der Heizung für ausreichende Luftfeuchtigkeit im Kinderzimmer.
- Wenn in Ihrer Familie geraucht wird, ermöglichen Sie dem Kind wenigstens einen rauchfreien Raum, damit die Atemwege nicht unnötig gereizt werden.
- Husten- und Bronchialtees, die Sie in der Apotheke fertig kaufen oder auch nach Wunsch zusammenstellen lassen können, lindern den Hustenreiz, wirken krampflösend und desinfizierend und erleichtern das Abhusten des Schleims.

- In der Schule/im Kindergarten kann Ihr Kind reizlindernde Hustenbonbons lutschen, die etwa Salbei oder Thymian enthalten.

Keine Selbstbehandlung

Rufen Sie umgehend den Notarzt/bringen Sie Ihr Kind ins Krankenhaus

- wenn es unter plötzlicher ausgeprägter Atemnot leidet oder einen Erstickungsanfall hat (Verdacht auf Asthma, Pseudokrupp, Kehldeckelentzündung = Epiglottitis, Insektenstich im Hals oder Fremdkörper in den Luftwegen).
- wenn Ihr Kind ungewöhnlich schnell, unregelmäßig und geräuschvoll (pfeifend, rasselnd) atmet, hohes Fieber bekommt, dabei die Nasenflügel beim Atmen bewegt, stark schwitzt, blutigen Auswurf hat (Verdacht auf Lungenentzündung, Brustfellentzündung = Pleuritis, oder Entzündung der kleinen Bronchien = Bronchiolitis, betrifft vor allem Kleinkinder).

Die passenden homöopathischen Mittel

Dosierung für alle folgenden Mittel: 2mal je 5 Globuli im Abstand von 30 Minuten, die Wirkung zwei Stunden abwarten. Bei Besserung weiter nach Bedarf, in den nächsten Tagen bei Bedarf 3mal täglich je 5 Globuli.

Trockener Husten im Anfangsstadium

Aconitum D6 Ihr Kind hat sich in kalter, trockener Luft oder im kalten Wind erkältet. Innerhalb weniger Stunden hat sich ein trokkener, kurzer Husten entwickelt, der sich mit jedem Atemzug zu verschlimmern scheint. Ihrem Kind ist fröstelig, es hat einen heißen Kopf und klagt über ein brennendes, prickelndes und zusammenschnürendes Gefühl im Hals. Beim Husten greift es sich an den Hals. Ihr Kind wirkt unruhig und ängstlich. Es hat Durst auf kalte Getränke. Abends und nachts verschlimmert sich sein Zustand.

Belladonna D6 Plötzlich auftretende fieberhafte Erkältung mit heftigem, krampfartigem, trockenem, bellendem Husten. Ihr Kind klagt über kratzende Schmerzen im Hals, als sei er innen »roh« und wund. Große Trockenheit der Schleimhäute, dabei kaum Durst. Ihr Kind hat beim Husten ein feuerrotes, heißes Gesicht, oft klagt es dabei auch über pulsierende, klopfende Kopfschmerzen. Vor allem nachts wird es häufig durch den Husten geweckt. Ihr Kind neigt bei jeder Erkältung zu Heiserkeit.

Trockener Husten, wenig Schleim

Bryonia D6 Das wichtigste Mittel bei akuter Bronchitis, wenn sich der Husten langsam, aber stetig verschlimmert. Er klingt hart und trocken, und Ihr Kind hat stechende, rauhe Schmerzen hinter dem Brustbein. Beim Husten hält es die Hände gegen die Brust, um sich Erleichterung zu verschaffen. Von den Hustenanfällen wird es regelrecht geschüttelt, es muß würgen, manchmal auch erbrechen. Der Husten verschlimmert sich durch jede Bewegung, aber auch durch Essen, Trinken oder wenn es ein warmes Zimmer betritt. Vom vielen Husten hat Ihr Kind berstende Kopfschmerzen bekommen. Es hat sehr trockene Schleimhäute und großen Durst auf kalte Getränke, die es in großen Zügen trinkt. Ihr Kind ist reizbar, brummig und möchte lieber allein sein. Die Erkältungen setzen sich bei Ihrem Kind meistens in der Brust fest.

Drosera D6 Ihr Kind hat einen krampfhaften, tief und hohl klingenden Reizhusten, der anfallartig auftritt und immer wieder durch ein heftiges Kitzeln in der Luftröhre ausgelöst wird. Nachts, vor allem nach Mitternacht, häufen sich die Anfälle. Damit der Husten nicht so weh tut und um das Aushusten zu unterstützen, drückt Ihr Kind die Hände gegen den Brustkorb. Hinlegen, Trinken, Essen und Wärme verschlimmern den Husten. Wenn Ihr Kind abhusten kann, fördert es gelben Schleim zutage. Manchmal kommt es zu Erbrechen von Schleim oder zu Nasenbluten.

Causticum D6 Trockener, hohlklingender Husten mit einem wunden, »rohen« Schmerz hinter dem Brustbein und im Hals. Der Hustenreiz wird vorübergehend gelindert, wenn Ihr Kind einen Schluck kaltes Wasser trinkt. Seine Stimme ist heiser, vor allem morgens nach dem Erwachen. Ist Schleim vorhanden, sitzt er so fest, daß Ihr Kind ihn nur mit Mühe heraufräuspern kann oder ihn gleich verschlucken muß. Häufiges Räuspern. Manchmal verliert es beim Husten unwillkürlich Urin.

Rumex D6 Ständiges Kitzeln in der Halsgrube und tief in der Brust löst bei Ihrem Kind den trockenen, krampfartigen Husten aus. Sobald es kalte Luft einatmet, verschlimmern sich der Hustenreiz und das wunde Gefühl in der Brust. Darum liegt Ihr Kind entweder mit der Decke über dem Kopf im Bett oder es hält sich die Hände vor Mund und Nase, wenn Sie sein Zimmer lüften. Auch Berührung am Hals löst Husten aus. Schlimm ist

Dosierungsvorschrift Seite 42

der Husten vor allem spätabends im Bett und wenn sich Ihr Kind hinlegt. Sprechen und Lachen verschlimmern ebenfalls den Husten. Zäher Schleim, der nicht ausgehustet werden kann.

Husten mit stärkerer Schleimbildung

Hepar sulfuris D12 Schmerzhafter, rauher, aber lockerer Husten mit leichten Rasselgeräuschen beim Atmen. Ihr Kind reagiert allgemein empfindlich auf kalte Luft und erkältet sich leicht. Es möchte immer warm angezogen sein und liegt im Bett bis oben zugedeckt. Der Husten verschlimmert sich deutlich im Freien, durch ein offenes Fenster und im schlimmsten Fall schon dann, wenn Ihr Kind nur die Hand unter der Decke hervorstreckt. Eine warme Bettdecke und warme Getränke beruhigen dagegen den Husten. Ihr Kind reagiert überempfindlich auf die Schmerzen beim Husten und ist jetzt schnell ärgerlich und entmutigt.

Pulsatilla D12 Der trockene Husten Ihres Kindes verschlimmert sich deutlich, sobald es sich abends hingelegt hat. Besser wird er nur, wenn es sich aufsetzt oder auf mehreren Kopfkissen erhöht liegt. Ihr Kind hat jetzt lieber die Fenster offen, weil es stickige und warme Luft nicht verträgt. Nachts deckt es sich häufig ab. An der frischen Luft geht es ihm am besten. Frühmorgens hustet Ihr Kind reichliche Mengen von dickem gelbem oder gelb-grünem Schleim ab. Dabei klagt es über einen schlechten Geschmack im Mund. Ihr Kind ist auffallend anhänglich und quengelig. Es hat keinen Durst, obwohl sein Mund trocken ist.

Ipecacuanha D6 Krampfartiger, erschöpfender Husten, der von großer Übelkeit und Erbrechen begleitet wird. Trotz des Erbrechens ist die Zunge ohne Belag. Der Husten hört sich locker an und es hat sich viel Schleim in der Brust gebildet, von dem Ihr Kind jedoch nur wenig abhusten kann. Rasselgeräusche beim Atmen und manchmal ein pfeifendes Geräusch beim Einatmen. Blasses Gesicht mit dunklen Augenrändern. Ihr Kind ist sehr schlecht gelaunt, nörgelt und quengelt. Es hat weder Hunger noch Durst. Ihnen fällt auf, daß es häufig den Finger in den Mund steckt.

Dosierungsvorschrift Seite 42

Antimonium tartaricum D12 In den Bronchien hat sich sehr viel Schleim angesammelt, was Sie an den Rasselgeräuschen beim Atmen erkennen können. Trotzdem kann Ihr Kind den Schleim nicht abhusten. Es fühlt sich schwach und hat ein überwältigendes Schlafbedürfnis. Verlangt nach kaltem Wasser und erfrischendem Obst, vor allem nach Äpfeln. Vor jedem Hustenanfall, der durch Kitzeln in der Luftröhre entsteht, holt Ihr Kind tief Luft. Manchmal gähnt es nach dem Husten. Es hat heiße, feuchte Hände und Schweiß auf der Stirn. Die Zunge kann dick weiß belegt sein. Ihr Kind ist gereizt und läßt sich nicht gern anfassen.

Dosierungsvorschrift Seite 42

Die »klassischen« Kinderkrankheiten

Da die meisten Kinder heute gegen die klassischen Kinderkrankheiten Röteln, Masern, Mumps und Keuchhusten geimpft sind, ist die Verbreitung dieser Infektionskrankheiten stark zurückgegangen. Das Impfen bringt jedoch aus Sicht ganzheitlich denkender Mediziner und Homöopathen einige Nachteile mit sich: Zum einen entwickeln nur die Kinder, die ihre Kinderkrankheiten durchlebt haben, eine meist lebenslange Immunität gegen die jeweiligen Krankheitserreger. Zum anderen bieten Kinderkrankheiten für den kindlichen Organismus eine Chance zur Reifung und Kräftigung seines Immunsystems, die durch eine Impfung nicht gegeben ist. Ebenso tragen sie zur seelischen Entwicklung des Kindes bei: Nach einer überstandenen Infektionskrankheit stellen Eltern und Therapeut oft deutliche Entwicklungsschübe bei einem Kind fest.

Gut für die Abwehrkraft

Aus diesen Gründen geht es bei der homöopathischen Behandlung von Kinderkrankheiten nicht darum, ihren Ausbruch zu verhindern oder die Krankheit mit Medikamenten »abzukürzen«, sondern das Immunsystem des kranken Kindes auf sanfte Weise so zu unterstützen, daß die Krankheit ohne Komplikationen und starke Beschwerden verlaufen kann.

Erkrankt das Kind zum Beispiel an Masern (Seite 47), kann das richtig gewählte Mittel helfen, die unangenehmen Begleiterscheinungen der Masern zu mildern, etwa hohes Fieber senken, den Husten und die Lichtempfindlichkeit lindern und sein seelisches Gleichgewicht wiederherstellen.

Begleiterscheinungen mildern

Die mit den Infektionskrankheiten verbundene Ansteckungsgefahr für andere bleibt dabei allerdings weiter bestehen, das heißt, auch wenn das Kind homöopathisch behandelt wird und sich vielleicht bald nicht mehr krank fühlt, gehört es bis zur seiner endgültigen Genesung ins Haus – bei unserem Beispiel »Masern« also bis zum endgültigen Abklingen des Ausschlags. Erst dann kann es andere Menschen nicht mehr anstecken.

Wichtig

Bei Verdacht auf eine Infektionskrankheit lassen Sie bitte die Diagnose vor einer Selbstbehandlung auf jeden Fall durch Ihren Kinderarzt abklären.

Röteln

Die Röteln, eine durch Tröpfcheninfektion übertragene Viruserkrankung, gelten als die harmloseste Kinderkrankheit, die meist leicht verläuft und mit wenig Beschwerden einhergeht. Komplikationen sind nicht zu befürchten, eine homöopathische Behandlung ist deshalb nicht erforderlich. Oft bleiben Röteln sogar unbemerkt, weil in einem Viertel der Fälle der Ausschlag nicht erscheint. Am häufigsten erkranken Kinder zwischen dem dritten und zehnten Lebensjahr an Röteln.

Meist wenig Beschwerden

Die Röteln sind zwei bis vier Tage vor Ausbruch des Ausschlags bis zu seinem vollständigen Abklingen ansteckend. Die Inkubationszeit – die Zeit zwischen Ansteckung und Ausbruch der Krankheit – beträgt 12 bis 21 Tage.

Beschwerden

Häufigstes erstes Anzeichen für Röteln sind die meist schmerzlos geschwollenen Nackenlymphknoten, dazu kommen möglicherweise leichtes bis mäßiges Fieber und eine leichte Erkältung. Nach zwei Tagen beginnt der Ausschlag im Gesicht und breitet sich in linsengroßen rosaroten Flecken über den Körper aus. Im Gegensatz zum Masernausschlag (Seite 48) fließen bei Röteln die Flecken nicht zusammen. Nach zwei bis drei Tagen klingt der Ausschlag wieder ab. Während der Erkrankung ist das Allgemeinbefinden meist nicht beeinträchtigt, das Fieber steigt selten über 38 °C.

Wichtig

Ist Ihr an Röteln erkranktes Kind in Kontakt mit einer Schwangeren gekommen, die noch keine Röteln hatte und auch nicht dagegen geimpft ist, sollte sie umgehend den Arzt aufsuchen und sich impfen lassen. Der Grund: Hat sie sich bei Ihrem Kind angesteckt, ist das Risiko einer Mißbildung des Ungeborenen in den ersten vier Schwangerschaftsmonaten recht groß.

Masern

Sehr ansteckend

Die Masern werden durch einen Virus ausgelöst und sind sehr ansteckend: Bereits ein bis zwei Tage vor Ausbruch der Krankheit bis zum vollständigen Abklingen des Ausschlags sind sie durch Tröpfcheninfektion übertragbar. Die Inkubationszeit, die Zeit zwischen Ansteckung und Ausbruch der Krankheit, beträgt zehn bis 14 Tage.

In den ersten drei bis vier Tagen der Erkrankung leidet das Kind an einer fiebrigen Erkältung: Es hat Schnupfen, Halsweh, Husten, lichtempfindliche, gerötete und verschwollene Augen und meist mäßiges Fieber. Erstes sicheres Zeichen für Masern: Auf der Wangenschleimhaut des Kindes sind weißliche Flecken (Kopliksche Flecken) zu erkennen.

Typisch: Kopliksche Flecken

Am vierten oder fünften Tag steigt das Fieber deutlich an – 40 °C sind keine Seltenheit. Hinter den Ohren entwickelt sich ein hellroter Ausschlag, der sich innerhalb von zwei Tagen über Oberkörper und Extremitäten ausbreitet. Die einzelnen Flecken fließen zusammen, werden dunkler und können stark jucken. Die Lichtempfindlichkeit kann so groß werden, daß das Kind nur im abgedunkelten Raum liegen mag. Nach drei bis vier Tagen sinkt das Fieber, der Ausschlag geht langsam zurück, dabei wandert er meist von »oben« nach »unten« und ist zuletzt nur noch an den Füßen zu sehen.

Mögliche Komplikationen

Zusätzliche bakterielle Infektionen können eine Mittelohr-, seltener eine Lungenentzündung verursachen. – Die gefürchtete Gehirnentzündung (Enzephalitis) ist dagegen äußerst selten. Sie kann auftreten, wenn die Masern »nach innen geschlagen« sind.

Begleitende Hilfen

- Ihr Kind braucht viel Zuwendung, Ruhe und Wärme. – Wegen seiner großen Lichtempfindlichkeit sollte es tagsüber im abgedunkelten Zimmer liegen oder eine Sonnenbrille tragen.
- Nach Abklingen des Ausschlags sollte sich Ihr Kind noch einige Tage möglichst ruhig halten. Selbst wenn es sich schon wieder völlig gesund fühlt, lassen Sie es noch nicht wieder in den Kindergarten oder in die Schule gehen.
- Begleitende Maßnahmen bei Fieber finden Sie auf Seite 16.

Keine Selbstbehandlung

Bringen Sie Ihr Kind umgehend ins Krankenhaus
- bei zusätzlichen Symptomen wie Nackensteifigkeit, sehr starken Kopfschmerzen, Krämpfen oder Zuckungen (auch einzelner Körperteile), oder wenn Ihr Kind mit dem Kopf hin- und herrollt (Verdacht auf Gehirnentzündung = Enzephalitis).

Rufen Sie umgehend Ihren Kinderarzt/Homöopathen
- wenn der Ausschlag blaß oder bläulich wird, nachdem er zunächst »normal« ausgesehen hat, oder wenn er nicht richtig herauskommt: Dabei hat Ihr Kind anhaltend hohes Fieber, es fühlt sich entweder sehr erschöpft und benommen oder aber es ist auffallend unruhig (Verdacht auf »nach innen geschlagene Masern«).

Keine Selbstbehandlung

- bei wieder ansteigendem hohem Fieber mit Schweißausbrüchen, flacher, schneller, schmerzhafter Atmung, starker Erschöpfung oder wenn es blutigen Schleim aushustet (Verdacht auf Lungenentzündung).
- wenn Ihr Kind bei hohem Fieber über starke Ohrenschmerzen klagt (Verdacht auf Mittelohrentzündung).
- wenn Sie unsicher sind im Hinblick auf Schwere oder Verlauf der Krankheit.

Die passenden homöopathischen Mittel

Dosierung für alle folgenden Mittel: 5 Globuli; nach 30 Minuten weitere 5 Globuli. Danach zwei Stunden abwarten. Bei Besserung nach Bedarf bis zu 3mal täglich je 5 Globuli. Weitere geeignete Mittel bei Fieber → Seite 20.

Aconitum D6 Dieses Mittel ist vor allem zu Beginn des Erkältungsstadiums häufig angezeigt, wenn sich die Beschwerden schnell entwickelt haben. Plötzlich einsetzende heftige Erkältung mit schnell ansteigendem hohem Fieber. Die Haut fühlt sich trocken und heiß an und »brennt«. Ihr Kind wirkt unruhig und ängstlich, wirft sich im Bett hin und her. Es hat gerötete, lichtempfindliche Augen und einen trockenen, bellenden Husten mit brennenden Halsschmerzen. Heißes, klares Nasensekret. Großer Durst auf kalte Getränke. Kopfschmerzen.
Sobald Ihr Kind den Ausschlag entwickelt, ändern sich die Symptome oft, so daß ein neues Mittel notwendig wird.

Belladonna D6 Dieses Mittel ist ebenfalls häufig zu Beginn des Erkältungsstadiums angezeigt. Plötzlich einsetzendes hohes Fieber. Der Kopf Ihres Kindes ist rot und heiß, es hat stark gerötete, fiebrig glänzende Augen und erweiterte Pupillen. Auch sein Körper ist glühend heiß, Hände und Füße sind dagegen kalt. Ihr Kind ist überempfindlich gegen Licht, Geräusche, Bewegung oder Berührung. Es wirkt benommen oder erregt, beginnt in der Fieberhitze zu phantasieren. Meist ist es durstlos, manchmal wünscht es sich Limonade oder Zitronensaft. Trockener, krampfhafter Husten und pulsierende, klopfende Kopfschmerzen.
Ein Belladonna-Zustand ist oft so schnell vorbei, wie er gekommen ist. Danach ändern sich die Symptome häufig, so daß ein neues Mittel notwendig wird.

Die passenden homöopathischen Mittel

Pulsatilla D12 Von Beginn der Krankheit an sind die Erkältungssymptome sehr deutlich ausgeprägt: Aus der Nase Ihres Kindes läuft reichlich gelblich-grüner, dicker Schleim, seine Augen sind verschwollen, jucken und sind morgens verklebt. Manchmal klagt Ihr Kind über Ohrenschmerzen, es kann auch Durchfall bekommen. Im Fieber leckt es sich häufig die trockenen Lippen, hat aber keinen Durst. Trockener Husten, der sich beim Hinlegen und in der Nacht verschlimmert – Ihr Kind muß sich beim Husten immer wieder aufrichten. Erst am Morgen lockert sich der Husten. Ihr Kind verlangt nach frischer Luft; im warmen, stickigen Zimmer geht es ihm schlechter. Oft strampelt es die Bettdecke weg. Am auffälligsten ist seine Stimmung: Es ist sehr weinerlich und quengelig, möchte dauernd von Ihnen umsorgt sein und hält Sie mit seinen ständig wechselnden Beschwerden auf Trab.

Euphrasia D6 Während des Krankheitsverlaufs überwiegen deutlich die Erkältungssymptome: Ihr Kind sieht verweint, verschnupft und verschwollen aus und hat rot entzündete, tränende Augen. Nase und Augen laufen ständig; die Tränen brennen, das Nasensekret ist dagegen mild. Ihr Kind ist sehr lichtempfindlich und muß deshalb dauernd blinzeln. Tagsüber hat es einen trockenen Husten, der sich im Liegen bessert. Pochende Kopfschmerzen.

Bryonia D6 Die Krankheit hat sich langsam entwickelt, Ihr Kind hat sich schon einige Tage vor ihrem Ausbruch unwohl gefühlt. Jetzt ist es mürrisch und reizbar, möchte allein gelassen werden und ganz still im Bett liegen. Die herausragenden Beschwerden sind der trockene, schmerzhafte Husten, bei dem sich Ihr Kind die Hände gegen die Brust drückt, sowie berstende Kopfschmerzen. Jede Bewegung verschlimmert die Schmerzen. Trockene Schleimhäute und trockene, aufgesprungene Lippen. Großer Durst vor allem auf kalte Getränke. Verstopfung.

Gelsemium D12 Die Beschwerden haben sich langsam entwickelt. Zu Beginn des Fiebers hat Ihr Kind ausgeprägten Schüttelfrost. Das wäßrige Nasensekret macht Nasenlöcher und Oberlippe wund. Heiserer Husten mit einem wunden Gefühl in der Brust. Ihr Kind fühlt sich schlapp, benommen und zittrig; es kann sich kaum auf den Beinen halten und liegt bewegungslos

Dosierungsvorschrift Seite 49

im Bett. Sein Gesicht ist sehr rot und wirkt aufgedunsen, die Augenlider hängen schwer herab. Es klagt über Kopfschmerzen am Hinterkopf. Kein Durst.

Windpocken

Sehr ansteckend

Die Windpocken sind eine sehr ansteckende Infektion, die durch einen Herpes-Virus (Varizella Zoster) verursacht wird. Wie der Name schon sagt, werden die Erreger durch den Wind, aber auch durch direkten Kontakt mit dem Kranken übertragen. Die Inkubationszeit – die Zeit zwischen Ansteckung und Ausbruch der Krankheit – beträgt zwei bis drei Wochen. Ansteckend ist die Krankheit zwei Tage vor Ausbruch bis sechs Tage nach Abklingen des Ausschlags.

Beschwerden

Allgemeines Unwohlsein und leichtes bis mäßiges Fieber stehen am Anfang der Erkrankung. Tags darauf entwickelt sich der typische Ausschlag – rötliche, erhabene Flecken, die man auf der Haut fühlen kann. Bald werden daraus linsengroße Bläschen, die mit klarer bis trüber Flüssigkeit gefüllt sind. Sie trocknen einige Tage später ein und bilden Krusten, die nach etwa einer Woche abfallen. Der Ausschlag entwickelt sich in zwei bis drei Schüben, so daß bald mehrere Stadien gleichzeitig zu sehen sind. Die Bläschen breiten sich über den gesamten Körper aus, auch die Schleimhäute von Mund, Rachen, Augen oder der Genitalien können befallen sein. Das Kind klagt über Juckreiz, der schwach ausgeprägt sein kann oder aber so stark, daß er für das Kind unerträglich wird und damit sein Wohlbefinden erheblich beeinträchtigt. Aufgekratzte Bläschen können sich entzünden und hinterlassen dann oft kleine Narben.

Mögliche Komplikationen

Schwerer können die Windpocken bei jenen Kindern verlaufen, deren Immunsystem bereits durch eine chronische Krankheit, zum Beispiel Neurodermitis, Psoriasis oder Diabetes, geschwächt ist. Jugendliche und Erwachsene entwickeln oft einen stärkeren Ausschlag als Kinder.– Kratzt das Kind die Bläschen auf, kann eine zusätzliche bakterielle Infektion der Haut zu Hauteiterungen führen.

Begleitende Hilfen

- Ziehen Sie Ihrem Kind Kleidung aus weichen, nicht zu eng anliegenden Baumwollsachen an. So entsteht kein Wärmestau, der den Juckreiz begünstigt.

- Schneiden Sie die Fingernägel Ihres Kindes möglichst kurz, damit es sich bei eventuellem Kratzen nicht verletzt.
- Manchen Kindern tut es gut, einmal am Tag kurz mit lauwarmem Wasser (ohne Seife!) abgeduscht oder abgewaschen zu werden, andere wiederum vertragen dies nicht.
- Begleitende Maßnahmen bei Fieber finden Sie auf Seite 16.

Keine Selbstbehandlung

Rufen Sie Ihren Kinderarzt/Homöopathen

- wenn Ihr Kind an einer chronischen Krankheit, zum Beispiel Neurodermitis, Psoriasis oder Diabetes, leidet und/oder sein Immunsystem durch ständige medikamentöse Behandlung – etwa durch Cortison oder Antibiotika – geschwächt ist.
- wenn sich durch Aufkratzen der Bläschen größere Entzündungs- oder Eiterherde auf der Haut bilden.
- wenn Sie unsicher sind im Hinblick auf Schwere oder Verlauf der Krankheit.

Die passenden homöopathischen Mittel

Dosierung für alle folgenden Mittel: 5 Globuli; nach 30 Minuten weitere 5 Globuli. Danach zwei Stunden abwarten. Bei Besserung nach Bedarf bis zu 3mal täglich je 5 Globuli.

Rhus toxicodendron D12 Sobald sich Bläschen gebildet haben, ist dies das am häufigsten angezeigte Mittel zur Linderung des Juckreizes: Im Vordergrund der Beschwerden steht der starke Juckreiz, der Ihrem Kind zu schaffen macht, immer wieder will es sich kratzen. Vor allem abends wälzt es sich ruhelos im Bett und kann nur schlecht einschlafen. Zwischen den Bläschen ist die Haut gerötet, geschwollen und brennt. Möglicherweise haben sich auch an den Genitalien und im Mund Bläschen gebildet. Ihr Kind hat Durst auf kalte Getränke, vor allem auf kalte Milch. Oft klagt es über Gliederschmerzen, die nur durch Bewegung gemildert werden.

Mezereum D12 Zusätzlich zum beinahe unerträglichen Juckreiz klagt Ihr Kind über stark brennende, schmerzende Haut. Schon die leichteste Berührung, etwa durch Kleidung, verschlimmert die Beschwerden. Um die Bläschen hat sich ein roter Hof gebildet. Besonders schlimm sind die Beschwerden nachts im Bett und durch Bettwärme. Ihr Kind ist reizbar und unleidlich, ihm ist fröstelig.

Die passenden homöopathischen Mittel

Sulfur D6 Ausschlag und Juckreiz bei Ihrem Kind verschlimmern sich, sobald seine Haut mit Wasser in Berührung kommt, Waschen und Baden ist unmöglich. Ihr Kind fühlt sich heiß und trocken an, die Haut brennt und juckt intensiv, so daß es sich dauernd kratzen will. Wenn es im Schlaf schwitzt, verbreitet es einen sauren Geruch. Großer Durst auf sehr kalte Getränke, aber kein Appetit.

Antimonium crudum D6 Ihr Kind ist äußerst reizbar und verdrießlich; es will nicht, daß Sie es ansehen oder anfassen. Der Ausschlag hat auch Mundschleimhäute und Lippen befallen, die Zunge ist dick weiß belegt. Im Fieber kann Ihrem Kind übel werden, so daß es erbrechen muß. Es verlangt nach sauren Speisen, zum Beispiel nach sauren Gurken. Ihm ist warm; in einem warmem Raum und durch Baden oder Waschen wird der Juckreiz deutlich schlimmer.

Mercurius solubilis D12 Ihr Kind hat einige Bläschen aufgekratzt, die Stellen haben sich infiziert und beginnen zu eitern. In der Nacht verschlimmert sich der Juckreiz durch die Bettwärme, aber auch durch starke Schweißausbrüche, die es sehr erschöpfen. Übler Mundgeruch, schmerzhafte Geschwüre oder Bläschen im Mund, verstärkter Speichelfluß, vor allem nachts. Auf den Rändern der gelblich belegten Zunge kann man die Zahneindrücke sehen. Ihr Kind hat großen Durst auf kalte Getränke. Es fühlt sich schwach und reagiert sowohl körperlich als auch seelisch empfindlich auf kleinste Veränderungen in seiner Umgebung, etwa auf unterschiedliche Zimmertemperaturen oder Stimmungen in der Familie.

Pulsatilla D12 Jetzt, da Ihr Kind krank ist, ist es sehr weinerlich, quengelig und anhänglich. Vor allem wegen des Hautjuckens ist es sehr verzweifelt. Sobald Sie es trösten, geht es ihm besser. Im warmen Bett sind die Beschwerden am schlimmsten, darum strampelt es die Bettdecke weg. Ihr Kind mag ein kühles Zimmer und viel frische Luft. Trotz trockenem Mund kein Durst.

Dosierungsvorschrift Seite 52

Scharlach

Kein Impfen möglich

Scharlach ist eine von Bakterien (Streptokokken) ausgelöste Infektion, gegen die es keine Schutzimpfung gibt. Die Inkubationszeit – die Zeit zwischen Ansteckung und Ausbruch der Krankheit – beträgt zwei bis vier Tage. Nicht antibiotisch behandelt ist Scharlach, je nach Schwere, in ein bis drei Wochen ausgeheilt. Während dieser Zeit ist er auch ansteckend.

Keine Immunität nach Penizillin

Im Gegensatz zu den meisten anderen Infektionskrankheiten entwickeln viele Kinder heute keine Immunität mehr gegen Scharlach und erkranken unter Umständen mehrere Male daran – vor allem dann, wenn vom Arzt schon beim geringsten Scharlachverdacht Antibiotika (Penizillin) gegeben werden, um den Ausbruch der Erkrankung zu verhindern oder um die Krankheitsdauer abzukürzen. Dadurch kann der kindliche Organismus nicht genügend Antikörper zum Schutz vor einer Neuinfektion bilden.

Scharlach kann man als eine Mandelentzündung (Angina tonsillaris) bezeichnen, die von einem Hautausschlag begleitet ist. Da es heute mehrere Typen von Scharlacherregern gibt, verläuft die Krankheit oft uncharakteristisch oder – bei einer Penizillinbehandlung – in abgeschwächter Form. Ich beschreibe hier das »klassische« Krankheitsbild.

Beschwerden

Die Krankheit beginnt meist sehr plötzlich mit mäßigem bis hohem Fieber und starken Halsschmerzen. Das Kind hat einen stark geröteten Rachen, geschwollene, manchmal mit Eiterstippchen belegte Mandeln und eine weiß belegte Zunge mit roten Papillen (»Erdbeerzunge«). Die Halslymphknoten können geschwollen sein. Viele Kinder erbrechen am ersten Tag oder klagen über Kopfschmerzen. Am zweiten oder dritten Tag entwickelt sich in den Achseln oder Leistenbeugen und auf der Brust der typische Ausschlag, der sich innerhalb eines Tages über den ganzen Rumpf ausbreitet und aus kleinen, dichtstehenden roten Stippchen besteht, die sich wie Gänsehaut anfühlen, wenn man darüberstreicht. Das Gesicht ist gerötet, während die Haut um den Mund herum blaß bleibt. Am dritten oder vierten Tag ist auch die Zunge stark gerötet und wie mit kleinen Punkten belegt (»Himbeerzunge«). Nach einer Woche beginnt die Haut am ganzen Körper sich abzuschuppen, was je nach Schwere der Erkrankung mehrere Wochen andauern kann.

Mögliche Komplikationen

Entzündungen der Nasennebenhöhlen, des Mittelohrs oder der Lymphknoten können als Begleiterkrankungen hinzukommen. Als seltene Folgeerkrankungen – drei bis sechs Wochen nach der Infektion – können rheumatisches Fieber mit Herzmuskel- und Gelenkentzündungen oder eine Nierenentzündung auftreten. Diese Entzündungen können bleibende Schäden hinterlassen.

Begleitende Hilfen

- Feste Nahrung verschlimmert die mit der Mandelentzündung verbundenen Schmerzen beim Schlucken. Geben Sie Ihrem Kind deshalb Suppen, Breis oder Quarkspeisen; achten Sie darauf, ob es kalte oder warme Speisen beziehungsweise Getränke bevorzugt.
- Begleitende Maßnahmen bei Fieber finden Sie auf Seite 16, bei Halsschmerzen auf Seite 35.

Keine Selbstbehandlung

Rufen Sie umgehend Ihren Kinderarzt/Homöopathen
- wenn bei hohem Fieber starke Ohrenschmerzen hinzukommen (Verdacht auf Mittelohrentzündung).
- wenn ein Druckschmerz in der Stirn mit berührungsempfindlichen Gesichtsknochen und grünlich-eitrigem Nasensekret auftritt (Verdacht auf Nasennebenhöhlenentzündung).
- wenn die Lymphknoten an Hals, Achseln oder Leisten schmerzhaft anschwellen (Verdacht auf Lymphknotenentzündung).
- wenn die Mandeln eitrig belegt sind oder der Rachen eine bläuliche Verfärbung annimmt.
- wenn der Hautausschlag nicht herauskommt oder bläulich-violett aussieht, die Haut dabei aschgrau wird und es Ihrem Kind zunehmend schlechter geht.
- wenn Sie unsicher sind im Hinblick auf Schwere oder Verlauf der Krankheit.

Die passenden homöopathischen Mittel

Bei der homöopathischen Behandlung von Scharlach stehen das Fieber und die sehr stark ausgeprägten Halsschmerzen im Vordergrund.
- Wenn Belladonna, das am häufigsten angezeigte Mittel bei Scharlach, im fieberhaften Anfangsstadium nicht zu Ihrem Kind paßt: Weitere geeignete homöopathische Mittel bei Fieber finden Sie auf Seite 20, bei Halsschmerzen auf Seite 35.

Belladonna D6 Plötzlicher Beginn mit hohem Fieber und intensiv ausstrahlender Hitze, erweiterten Pupillen und glänzenden, geröteten Augen. Heißer Kopf, aber kalte Hände und kalte Füße. Der Rachen Ihres Kindes ist leuchtend hellrot, seine Mandeln sind geschwollen. Es klagt über große Trockenheit im Mund, das Schlucken bereitet ihm Schwierigkeiten. Seine Stimme ist heiser. Der Ausschlag erscheint heftig und schnell. Ausgeprägte Himbeerzunge. Ihr Kind wirkt benommen oder aufgeregt, ist geräusch-, bewegungs-, berührungs- und lichtempfindlich. In Fieberphantasien sieht es wilde Tiere und Gespenster. Pulsierende, klopfende Kopfschmerzen. Meist durstlos, manchmal wünscht es sich Limonade oder Zitronensaft.
Dosierung: 5 Globuli; nach 30 Minuten weitere 5 Globuli. Danach zwei Stunden abwarten. Bei Besserung nach Bedarf bis zu 3mal täglich je 5 Globuli.

Mumps (Ziegenpeter)

Mumps, auch Ziegenpeter genannt, ist eine durch Tröpfcheninfektion übertragene ansteckende Viruserkrankung. Am häufigsten erkranken Kinder zwischen dem dritten und achten Lebensjahr daran, Jungen doppelt so häufig wie Mädchen. – Die Inkubationszeit – die Zeit zwischen Ansteckung und Ausbruch der Krankheit – beträgt zwei bis drei Wochen. Mumps ist sechs Tage vor Ausbruch der Krankheit bis etwa acht bis zehn Tage danach ansteckend.

Beschwerden

Bei Mumps steht vor allem die Entzündung der Ohrspeicheldrüsen, oft auch der anderen Kieferspeicheldrüsen im Vordergrund. Mit Appetitlosigkeit, Müdigkeit und leichtem bis mäßigem Fieber beginnt die Krankheit. Nach einem Tag steigt das Fieber auf etwa 39 °C, die vor dem Ohr gelegenen Ohrspeicheldrüsen schwellen zunächst einseitig, bald darauf beidseitig so stark an, daß die Ohren dabei abstehen können. Entzünden sich zusätzlich die Unterkieferspeicheldrüsen, ist auch der Hals geschwollen. Die geschwollenen Drüsen fühlen sich teigig an und schmerzen bei Berührung. Schon das Öffnen des Mundes, vor allem jedoch das Kauen bereitet dem Kind starke Schmerzen. Es kann das durch die Schwellung nahezu steife Kiefergelenk kaum noch bewegen. Nach etwa einer Woche klingt die Schwellung langsam ab und die Krankheit ist überstanden.

Mögliche Komplikationen

Wenn männliche Jugendliche nach der Pubertät an Mumps erkranken, kann das Virus auch die Geschlechtsorgane befallen und in seltenen Fällen als Spätfolge zu Zeugungsunfähigkeit führen.
In einigen Fällen kann es zu einer Hirnhautentzündung (Meningitis) kommen. – Gelegentlich entwickelt sich eine Bauchspeicheldrüsenentzündung, in deren Folge in seltenen Fällen Zuckerkrankheit (Diabetes) entstehen kann. – Sehr selten wird der Gehörnerv geschädigt, was zu Taubheit führen kann.

Begleitende Hilfen

- Das Kauen fester Nahrung ist für Ihr Kind jetzt sehr schmerzhaft. Stellen Sie deshalb die Ernährung auf weiche Kost um: Breis, Suppen oder Quarkspeisen kann es noch am ehesten schlucken.
- Vermeiden Sie saure Getränke und scharfe Gewürze, die die entzündeten Speicheldrüsen unnötig zu vermehrter Speichelbildung reizen.
- Begleitende Maßnahmen bei Fieber finden Sie auf Seite 16.

Keine Selbstbehandlung

Bringen Sie Ihr Kind umgehend ins Krankenhaus
- wenn Ihr Kind ein bis zwei Wochen nach Krankheitsbeginn erneut hoch fiebert, über sehr starke Kopfschmerzen mit einem steifen Nacken klagt, auffallend abgeschlagen ist oder Krampfanfälle bekommt (Verdacht auf Hirnhautentzündung = Meningitis).

Rufen Sie umgehend Ihren Kinderarzt/Homöopathen
- wenn bei Ihrem nach der Pubertät erkrankten Sohn Schmerzen oder Schwellungen der Hoden auftreten (Verdacht auf Hodenentzündung).
- wenn eine Woche nach Krankheitsbeginn bei Ihrem Kind plötzlich starke Übelkeit, Erbrechen und heftige Bauchschmerzen auftreten (Verdacht auf Bauchspeicheldrüsenentzündung).
- wenn zwei oder drei Wochen nach Krankheitsbeginn die Drüsen erneut anschwellen und Ihr Kind wieder fiebert (Rückfall).
- wenn Ihr Kind plötzlich schlecht hört (Verdacht auf Schädigung des Hörnervs).
- wenn Sie unsicher sind im Hinblick auf Schwere oder Verlauf der Krankheit.

Die passenden homöopathischen Mittel

Dosierung für alle folgenden Mittel: 5 Globuli; nach 30 Minuten weitere 5 Globuli. Danach zwei Stunden abwarten. Bei Besserung nach Bedarf bis zu 3mal täglich je 5 Globuli.

Belladonna D6 Plötzlich einsetzendes hohes Fieber und sehr schnell anschwellende Speicheldrüsen, vor allem der rechten Seite. Heftige, schießende Schmerzen, große Berührungsempfindlichkeit der Drüsen. Schon das Schlucken von Flüssigkeit fällt Ihrem Kind schwer. Es hat einen trockenen Hals, aber wenig Durst. Heißes, glühendrotes Gesicht, glasige, entzündete Augen, kalte Hände und kalte Füße. Ihr Kind wirkt abwesend, benommen oder aber aufgeregt, manchmal hat es Fieberphantasien.

Mercurius solubilis D12 Besonders ausgeprägt ist der heftige Speichelfluß Ihres Kindes. Sein schlechter Atem fällt Ihnen auf. Die Zunge ist gelb belegt, es hat einen fauligen oder metallischen Geschmack im Mund. Die rechte Ohrspeicheldrüse ist meist stärker geschwollen als die linke. Ihr Kind hat großen Durst auf kalte Getränke und schwitzt vor allem während der Nacht sehr stark. Sein Schweiß riecht unangenehm, das Schwitzen erschöpft Ihr Kind. Es fühlt sich insgesamt schwach und reagiert sowohl körperlich als auch seelisch empfindlich auf kleinste Veränderungen in seiner Umgebung, etwa auf Temperatur- oder Stimmungswechsel.

Rhus toxicodendron D12 Starke Schwellung der Ohrspeicheldrüsen, vor allem der linken Seite. Die Haut über den geschwollenen Drüsen ist ebenfalls angeschwollen und gerötet. Ihrem Kind fällt es schwer, den Mund zu öffnen; bewegt es die Kiefergelenke, können Sie knackende Geräusche hören. Seine Zunge ist bis auf die rote Zungenspitze weiß belegt. An den Lippen hat es Fieberbläschen. Vor allem nachts ist Ihr Kind sehr unruhig, wälzt sich im Bett hin und her. Es hat Durst, verlangt nach kalter Milch. Kalte, feuchte Luft verschlimmert seine Beschwerden.

Lachesis D12 Vor allem die linke Ohrspeicheldrüse ist stark geschwollen und schon die kleinste Berührung ist schmerzhaft.

Die passenden homöopathischen Mittel

Ihr Kind schreckt zusammen, wenn Sie sich seinem Gesicht nähern. Es möchte nicht angefaßt werden und kann nichts Enges am Hals vertragen. Das Gesicht ist rot, die Augen sind glasig. Ihr Kind klagt über ein unerträgliches Spannungsgefühl in der geschwollenen Gesichtshälfte und kann kaum schlucken. Warme Getränke verträgt es jetzt nicht. Nachts und morgens beim Aufwachen sind seine Beschwerden am schlimmsten.

Phytolacca D6 Auffälligstes Merkmal sind die steinhart geschwollenen Speicheldrüsen, vor allem der rechten Seite. Das Schlucken bereitet Ihrem Kind Schwierigkeiten; schon wenn es trinkt, schießen ihm die Schmerzen in die Ohren. Der Hals fühlt sich innen trocken, rauh und heiß an. Ihr Kind wirkt geschwächt und unruhig. Kaltes und feuchtes Wetter verschlimmern seinen Zustand, Wärme und Ruhe dagegen tun ihm gut.

Pulsatilla D12 Ihr Kind ist sehr weinerlich und empfindlich, will in Ihrer Nähe sein. Starker Mundgeruch, gelblich belegte Zunge. Die Schmerzen in den Speicheldrüsen sind schlimmer am Abend und beim Hinlegen. Kein Durst. Obwohl ihm nicht warm ist, will es immer frische Luft haben und deckt sich häufig ab.

Jaborandi D6 Wichtiges Mittel bei Mumps, das schmerzlindernd wirkt. Fast unaufhörlicher, reichlicher Speichelfluß und starke Schweißausbrüche sind die beiden auffälligsten Beschwerden.

Dosierungsvorschrift Seite 58

Probieren Sie dieses Mittel, wenn Ihr Kind keine deutlichen Symptome für eines der anderen Mittel aufweist.

Keuchhusten

Keuchhusten wird durch Tröpfcheninfektion übertragen. Die krankheitsauslösenden Bakterien besiedeln die Schleimhäute der Atemwege und verursachen dort eine Entzündung, die den typischen krampfartigen Husten auslöst. Die Inkubationszeit – der Zeitraum zwischen Ansteckung und Ausbruch der Krankheit – beträgt ein bis zwei Wochen, die Erkrankung dauert acht bis zehn Wochen.

Belastend für Kind und Eltern

Ansteckend ist der Keuchhusten insgesamt sechs Wochen, vor allem in den ersten beiden Wochen (erstes Stadium, siehe unten). Weil diese Krankheit so lange dauert und der quälende Husten für Kinder wie Eltern sehr belastend ist, lassen viele Eltern ihre Kinder lieber dagegen impfen, weshalb der Keuchhusten stark zurückgegangen ist. Wurde Ihr Kind nicht geimpft, seine Abwehrkraft jedoch mit einer Konstitutionsbehandlung (Seite 9) gestärkt, wird es den Keuchhusten weniger intensiv erleben.

Beschwerden

Keuchhusten verläuft in drei Stadien:

Erstes Stadium: In den ersten beiden Wochen hat das Kind eine Erkältung mit Husten, der allmählich in Krampfhusten übergeht.

Zweites Stadium: In den nächsten drei bis vier Wochen kommt es zu den typischen Hustenanfällen und -krämpfen: Je nach Schwere der Erkrankung hat das Kind täglich zwischen fünf und 50 Hustenanfälle, von denen es häufig regelrecht geschüttelt wird. Der Husten ist bellend, stakkatoartig, wobei sich das Gesicht rot oder sogar blau verfärbt. Läßt der Anfall nach, zieht das Kind keuchend Luft ein. Zunächst sondert es zähflüssig-glasigen, später dicken, gelben Schleim ab. Häufig erbricht es während eines Hustenanfalls Schleim oder Nahrung. Auch Nasenbluten kann die Hustenanfälle begleiten. Zwischen den Anfällen macht das Kind meist keinen kranken Eindruck.

Drittes Stadium: Nun beginnt der Husten langsam nachzulassen. In weiteren drei bis vier Wochen ist die Krankheit überstanden.

Mögliche Komplikationen

Für Kinder unter einem Jahr ist Keuchhusten lebensgefährlich, da bei ihnen die Gefahr des Atemstillstands besteht. Außerdem erkranken sie häufiger an einer Lungenentzündung (Bronchopneumonie), die in diesem Alter zum Tod führen kann. – Mitunter kommt eine Mittelohrentzündung hinzu. – Sehr selten tritt eine Gehirnentzündung (Enzephalitis) auf.

Begleitende Hilfen

- Gehen Sie mit Ihrem Kind regelmäßig an der frischen Luft spazieren; dabei darf es allerdings wegen der Ansteckungsgefahr nicht in engen Kontakt mit anderen kommen.
- Beschäftigen Sie Ihr Kind mit Spielen, Lesen, Basteln, damit sich seine Aufmerksamkeit nicht zu sehr auf den nächsten Hustenanfall richtet.
- Sorgen Sie dafür, daß sich Ihr Kind entspannen kann, vermeiden Sie unnötige Aufregungen und allzu große äußere Reize wie Fernsehen oder Dauerlärm.

• Durch häufiges Erbrechen während der Hustenanfälle verliert das Kind Körperflüsssigkeit und damit Vitamine und Mineralstoffe. Geben Sie ihm ausreichend zu trinken – mindestens zwei Liter pro Tag – und achten Sie auf besonders vitamin- und mineralstoffreiche Ernährung.
• Geben Sie ihm keine krümeligen, trockenen Speisen zu essen – sie können einen Hustenanfall auslösen.

Keine Selbstbehandlung

Bringen Sie Ihr Kind umgehend ins Krankenhaus
• wenn es jünger als ein Jahr ist.

Rufen Sie umgehend Ihren Kinderarzt/Homöopathen
• wenn Ihr Kind sich von den Hustenanfällen immer schlechter erholt und einen allgemein geschwächten Eindruck macht.
• wenn es über starke Ohrenschmerzen klagt (Verdacht auf Mittelohrentzündung).
• wenn Sie unsicher sind im Hinblick auf Schwere oder Verlauf der Krankheit.

Die passenden homöopathischen Mittel

Die homöopathische Behandlung von Keuchhusten ist vor allem auf das zweite Krankheitsstadium gerichtet. Sie hilft, die für Ihr Kind belastenden Hustenanfälle zu lindern und verringert ihre Häufigkeit.

Dosierung für alle folgenden Mittel: D6-Potenzen: 3mal täglich je 5 Globuli. D12-Potenzen: 2mal täglich je 5 Globuli. Bei sehr häufigen Anfällen: 2- bis 3mal je 5 Globuli im Abstand von fünf Minuten.

Drosera D6 Kurz aufeinanderfolgende, tief und hohl klingende, krampfartige Hustenanfälle mit rotem Gesicht, manchmal begleitet von Atemnot. Wegen der Schmerzen beim Husten hält sich Ihr Kind Bauch oder Brust. Im Liegen verschlimmert sich der Husten. Die Anfälle sind am häufigsten zwischen Mitternacht und zwei Uhr. Nasenbluten und Erbrechen von Nahrung oder blutigem Schleim können einen Hustenanfall begleiten. Das Allgemeinbefinden Ihres Kindes ist nicht beeinträchtigt. Nach einem Anfall fühlt es sich schnell wieder wohl.

Coccus cacti D12 Ein Kitzeln im Kehlkopf löst die Hustenanfälle aus. Kurz vor Mitternacht und beim Erwachen morgens gegen sechs Uhr sind die Anfälle am schlimmsten. Sie enden

Die passenden homöopathischen Mittel

meist mit Erbrechen von weißem, zähem Schleim, der dem Kind in langen Fäden aus dem Mund hängt. In den Bronchien viel Schleim, den es nur schwer aushusten kann. Beim Husten ist das Gesicht rot. Manchmal kann ein kaltes Getränk einen sich anbahnenden Hustenanfall abwenden. Ihr Kind möchte sein Zimmer lieber kühl haben, auch an der frischen Luft geht es ihm besser. Warmes Essen, warme Getränke, ein warmes Zimmer und Bettwärme verschlimmern den Zustand.

Cuprum metallicum D12 Die Hustenanfälle Ihres Kindes verlaufen sehr heftig und halten lange an. Dabei ringt es nach Luft und wird blau im Gesicht, verkrampft sich und wird ganz steif. Es kann zu regelrechten Schüttelkrämpfen (Konvulsionen) am ganzen Körper kommen. Am Ende des Anfalls erbricht es zähen, weißen Schleim, Nahrung oder Wasser. Rasselnde und gurgelnde Geräusche in der Brust. Von einem Anfall erholt sich Ihr Kind nur langsam. Besserung durch kalte Getränke. Vor einem Anfall wirkt Ihr Kind sehr ängstlich.

Cina D12 Ihr Kind ist nervös, reizbar und unzufrieden. Es will weder angefaßt noch am Kopf gestreichelt werden. Zorn oder tiefes Atmen lösen einen Hustenanfall aus. Die Anfälle sind so heftig, daß sie häufig in Schüttelkrämpfen des Körpers enden. Tiefklingender Husten. Das Gesicht ist blaß mit dunklen Augenringen und einem bläulichen Schatten um den Mund. Beim Nachlassen des Anfalls ist ein gurgelndes Geräusch in der Brust zu hören. Nach dem Anfall ist Ihr Kind ängstlich und ringt stöhnend und keuchend nach Luft. Es reibt sich oft die Nase.

Corallium rubum D12 Schon vor einem Hustenanfall wird Ihr Kind purpurrot im Gesicht. Während des trockenen, bellenden und krampfhaften Hustens bekommt es schlecht Luft und hat Angst, zu ersticken. Häufig blutet ihm die Nase. Am Ende des Anfalls spuckt es weißen, fadenziehenden Schleim aus, der manchmal blutgestreift ist. Nach dem Anfall ist es sehr müde und erschöpft. Auch außerhalb eines Anfalls leidet Ihr Kind unter Erstickungsangst. Das Einatmen kalter Luft kann erneutes Husten auslösen.

Dosierungsvorschrift Seite 61

Ipecacuanha D6 Ihr Kind leidet vor allem an ausgeprägter Übelkeit und häufigem Erbrechen von zähem Schleim und Nahrung. Trotz des Erbrechens ist die Zunge nicht oder kaum belegt. Beim Husten hört man das Rasseln von Schleim, von dem es aber nur wenig abhustet. Während des krampfartigen Hustenanfalls macht Ihr Kind sich steif, und sein Gesicht kann bläulich anlaufen. Nach dem Anfall ist es kurze Zeit sehr erschöpft, sein Gesicht ist blaß und schweißbedeckt. Während der Anfälle kann es zu Nasenbluten kommen. Ihr Kind ist reizbar und quengelig.

Carbo vegetabilis D6 Ihr Kind fühlt sich von den vielen Hustenanfällen sehr geschwächt, es ist sehr blaß und hat wenig Appetit. Am Abend und im Bett sind Arme und Beine auffallend kalt. Häufig tritt nach dem Essen ein Hustenanfall auf, wobei die Speisen erbrochen werden. Auswurf von blutigem oder gelbem Schleim. Brennender Schmerz in der Brust. Während des Anfalls bekommt Ihr Kind schlecht Luft, ihm bricht kalter Schweiß aus. Starke Erschöpfung nach dem Anfall.

Dosierungsvorschrift Seite 61

Magen- und Darmbeschwerden

Akute Bauchschmerzen bei Babys und Kindern können viele verschiedene körperliche und seelische Ursachen haben. Oft sind die Bauchschmerzen harmlos, etwa wenn das Kind sich den Magen verdorben hat, weil es zuviel durcheinander gegessen oder getrunken hat. Die Folgen sind meistens Übelkeit, Erbrechen und Magenschmerzen, manchmal auch Durchfall.

Häufig harmlos

Ein weiterer häufiger Grund für Bauchschmerzen sind unverträgliche Nahrungsmittel. So kann ein Kind etwa Blähungen von Milchprodukten, Durchfall von Obst oder Verstopfung von Eiern bekommen.

Bauchweh oder Durchfall können auch als Vorbote oder Begleitsymptom einer Erkältung, eines grippalen Infekts, einer Halsentzündung oder einer Kinderkrankheit auftreten. Darüber hinaus können Bauchschmerzen eine akute oder chronische Entzündung im Bauchraum, zum Beispiel eine Blinddarmentzündung oder eine Nierenentzündung anzeigen.

»Seelisches Bauchweh«

Eine weiterer häufiger Grund für akute Bauchbeschwerden sind »seelische Bauchschmerzen« – unterdrückte Gefühle wie Ärger mit der Freundin/dem Freund, Angst vor der Schule oder vor Prüfungen, Angst vor dem Alleinsein und andere Kümmernisse, die sich auf diese Weise ausdrücken. Im Gegensatz zu den meisten Erwachsenen leben Kinder noch »aus dem Bauch«, er ist ihr Mittelpunkt, ihr Zentrum, in dem sich alle Empfindungen äußern. So reagiert ein Kind oft als erstes »mit dem Bauch« auf seelische oder körperliche Verstimmungen und verschafft sich über den Bauch eine Ausdrucksmöglichkeit, wenn ihm Worte noch fehlen.

Wichtig

Wenn Kinder chronisches Bauchweh haben, dauernd verstopft sind, häufig flüssigen Stuhl oder einen ständig aufgetriebenen Blähbauch haben, kann dies an einer anlagebedingten Schwäche des Verdauungstraktes liegen; ebenso kann ein ungelöster seelischer Konflikt die Ursache für die Beschwerden sein. Unbehandelt können sich daraus chronische entzündliche Veränderungen des Darms entwickeln, zum Beispiel Colitis ulcerosa oder Morbus Crohn. Dann ist eine Selbstbehandlung nicht möglich, wohl aber eine Konstitutionsbehandlung (Seite 9).

Bauchkrämpfe (Blähungskoliken, Nabelkoliken)

Krampfartige Bauchschmerzen bei Babys und Kindern werden häufig durch Blähungen (Gase) im Darm verursacht, die entstehen, wenn das Baby zu schnell saugt oder trinkt oder das Kind zu hastig ißt oder trinkt und dabei Luft in den Magen gerät.
In den ersten drei bis vier Lebensmonaten leiden Babys oft an einer »Dreimonatskolik«: Ihr Verdauungsapparat muß sich erst auf Nahrung einstellen; sobald die Verdauung richtig funktioniert, verschwinden die Blähungen von selbst.
Auch die Unverträglichkeit bestimmter Speisen – manche Säuglinge etwa vertragen keine Milch – kann Bauchkrämpfe hervorrufen.
Bei Kleinkindern und Kindern können seelische Ursachen wie Ärger, Angst oder andere Gefühlserregungen schmerzhafte »Nabelkoliken« auslösen. Die Ursache: Unser Verdauungssystem wird weitgehend vom vegetativen Nervensystem gesteuert, das nicht unserem Willen unterliegt und bei seelischem Ungleichgewicht aus der Balance gerät – die Darmnerven sind »übererregt« und Bauchkrämpfe sind die Folge.

Beschwerden bei Babys

Kurz nach dem Essen schreit und weint das Baby, zieht die Beine an den Leib, strampelt, ballt die Fäustchen oder macht sich steif. Sein Gesicht verzieht sich und wird rot. Der Bauch fühlt sich hart an oder ist aufgebläht. Beim Auflegen der Hand auf den Bauch kann man die Darmbewegungen spüren und ein Glucksen oder Gurgeln in den Därmen hören. Die Schmerzanfälle kommen und gehen in kurzen oder längeren Abständen.

– bei Kindern

Kleinkinder und ältere Kinder liegen weinend und zusammengekrümmt im Bett oder pressen sich ein Kissen auf den Bauch. Auf Befragen zeigen die Kinder meist auf die engere Umgebung des Nabels. Der Bauch ist oft hart und aufgebläht. Auch hier kommen und gehen die Schmerzanfälle wellenartig.

Begleitende Hilfen

- Bei Blähungen wirkt ein warmer Fenchel- oder Anistee (aus der Apotheke) entkrampfend und beruhigend.
- Auch Wärme hilft: Ein warmes Bad, ein warmes, feuchtes Tuch oder eine Wärmflasche auf dem Bauch; ein Baby legen Sie mit dem Bauch auf eine mit Stoff umwickelte Wärmflasche.
- Sanfte Massage mit leicht angewärmtem Öl (Massage- oder Speiseöl, etwa Olivenöl) und warmen Händen kann helfen.
- Ihrem Baby hilft es auch, wenn Sie es bäuchlings auf Ihren Unterarm legen – der Kopf ruht dabei in Ihrer Hand –, es umher-

tragen und dabei beruhigend zu ihm sprechen oder ihm leise etwas vorsingen.

- Auch älteren Kindern hilft sanfte, beruhigende Zuwendung – etwa eine Geschichte vorlesen –, vor allem dann, wenn seelische Ursachen die Beschwerden ausgelöst haben.

Keine Selbstbehandlung

Bringen Sie Ihr Kind umgehend ins Krankenhaus/rufen Sie umgehend Ihren Kinderarzt/Homöopathen

- wenn Ihr Baby/Ihr Kind auffallend lange keinen Stuhlgang mehr hatte (drei Tage), außerdem die Nahrung verweigert und/oder erbricht (Verdacht auf Darmverschluß).
- wenn die Bauchschmerzen im rechten Unterbauch auftreten und/oder Ihr Kind Fieber, Übelkeit, Erbrechen, Verstopfung oder Durchfall hat (Verdacht auf Blinddarmentzündung).
- wenn Sie unsicher sind im Hinblick auf Schwere oder Verlauf der Krankheit.

Die passenden homöopathischen Mittel

Dosierung für alle folgenden Mittel: 2mal je 5 Globuli im Abstand von 30 Minuten, die Wirkung zwei Stunden abwarten. Danach sollte eine deutliche Besserung eintreten. Weiter nach Bedarf; gegebenfalls am nächsten Tag noch 2mal je 5 Globuli.

Chamomilla D12 Ihr Baby/Ihr Kind hat unerträgliche Bauchschmerzen und läßt sich durch nichts beruhigen. Sein andauerndes Schreien, sein Jähzorn und seine Ungeduld machen Ihnen sehr zu schaffen. Es ist sehr unruhig und bewegt sich ständig hin und her. Wenn Sie es am Bauch anfassen wollen, schlägt oder tritt es nach Ihnen. Ihrem Baby hilft manchmal, wenn Sie es auf dem Arm umhertragen. – Der Bauch Ihres Babys/Ihres Kindes ist aufgetrieben und hart wie eine Trommel. Während des kolikartigen Schmerzanfalls hat es ein heißes rotes Gesicht. Oft ist nur eine Wange rot und heiß, während die andere blaß und kalt ist. Unter den Augen hat es vielleicht bläuliche Ringe. Ihr Kind hat Durst auf kalte Getränke. Zorn kann der Auslöser für seine Beschwerden sein.

Colocynthis D6 Die kolikartigen Schmerzen sind so heftig, daß sich Ihr Baby/Ihr Kind zusammenkrümmt oder die Beine an

Die passenden homöopathischen Mittel

den Leib zieht, oder daß Ihr Kind sich vor Schmerzen auf dem Boden oder im Bett wälzt. Eine Wärmflasche lindert die Beschwerden, ebenso ein fester Druck gegen den Bauch, etwa mit einem Kissen. Ihr Baby/Ihr Kind ist äußerst unruhig, zugleich deutlich geschwächt und/oder reizbar und wütend. Möglicherweise haben Zorn oder eine Kränkung die Beschwerden Ihres Kindes ausgelöst.

Nux vomica D12 Während der krampfartigen Schmerzen krümmt sich Ihr Baby nach hinten und macht sich steif, Ihr Kind ist sehr reizbar oder ärgerlich und reagiert vielleicht empfindlich auf laute Geräusche und helles Licht. Die Kolik hat bald nach dem Stillen beziehungsweise Essen eingesetzt. Die Schmerzen werden durch warme Getränke oder warme Auflagen gebessert. Ihr Baby/Ihr Kind verträgt jetzt keine enge Kleidung am Bauch. Es ist fröstelig. Möglicher Auslöser der Beschwerden Ihres Kindes ist ein verdorbener oder »überladener« Magen oder Ärger.

Lycopodium D12 Ihr Baby/Ihr Kind leidet häufig unter einem trommelartig aufgeblähten Bauch und neigt zu Blähungskoliken. Vor allem am späten Nachmittag oder am Abend setzen die kolikartigen Schmerzen ein. Es ist unruhig, dreht sich hin und her und schreit oder weint. Sein Gesicht verfinstert sich, es legt die Stirn in Falten. Enge Kleidung am Bauch ist ihm unangenehm und es zerrt sie weg. In seinen Därmen hören Sie lautes Rumoren. Nach dem Aufstoßen, wenn Blähungen abgehen oder nach dem Stuhlgang bessern sich die Beschwerden, ebenso helfen warme Umschläge oder ein warmes Bad. Sobald die Beschwerden besser sind, hat es sofort wieder Hunger oder will gestillt werden.

Magnesium phosphoricum D6 Die Schmerzen sind plötzlich aufgetreten. Jetzt plagen heftigste Blähungen Ihr Baby/Ihr Kind. Es muß sich zusammenkrümmen oder zieht die Beine an den Körper. Es wirkt angespannt, ängstlich und überempfindlich. Eine Wärmflasche, eine Bauchmassage, sanfter Druck mit der Hand, ein warmes Bad oder ein warmes Getränk lindern die Beschwerden. Wenn die Blähungen abgehen, geht es Ihrem Baby/Ihrem Kind gleich besser.

Dosierungsvorschrift Seite 66

Übelkeit, Erbrechen

Erbrechen entsteht fast immer durch eine Überlastung des Magens, nach zu fettem oder zu reichhaltigem Essen. Der Magen wehrt sich, indem er dieses »Zuviel« wieder nach oben befördert. Auch wenn Ihr Kind verdorbene Speisen gegessen hat, wird Unverträgliches durch Übelkeit und Erbrechen »beseitigt«.
Bei nervösen, sensiblen Kindern kann auch eine starke Gefühlserregung Übelkeit und Erbrechen auslösen.
Erbrechen kann auch Begleiterscheinung einer beginnenden oder bereits ausgebrochenen Krankheit sein, etwa ein grippaler Infekt, Scharlach, eine Harnwegsentzündung, Blinddarmentzündung, Hirnhautentzündung (Meningitis), Gehirnentzündung (Enzephalitis) oder Darmverschluß.

Beschwerden von Kindern

Das Kind klagt einige Zeit nach dem Essen oder auch »aus heiterem Himmel« über Übelkeit und Bauchschmerzen. Es muß sich ein- oder mehrmals übergeben. Blässe, Schweiß, Frösteln und eine belegte Zunge sind begleitende Symptome.

Erbrechen bei Säuglingen

Wenn Säuglinge erbrechen oder spucken, was öfters vorkommt, steckt dahinter meist nichts Ernstes. Mit dem Ausspucken der Milch oder der Nahrung zeigt das Baby, daß der letzte Schluck zu groß war oder daß sein Hunger gestillt ist. Das ist völlig normal und es besteht keinerlei Anlaß zur Sorge.

Wichtig

Wenn ein Baby allerdings häufiger erbricht und dabei nicht zunimmt, liegt der Verdacht nahe, daß es die Milch, die Babynahrung oder andere Nahrungsmittel nicht verträgt. In diesem Fall rate ich zu einer Konstitutionsbehandlung (Seite 9), die eine anlagebedingte Nahrungsmittelunverträglichkeit beheben kann.
Ebenso, wenn der Säugling direkt nach den Mahlzeiten immer wieder schwallartig erbrechen muß. Dann liegt möglicherweise ein Krampf oder eine Verengung des Mageneingangs (Pförtner) vor. Die Ursache muß jedoch vor der homöopathischen Behandlung medizinisch abgeklärt werden.
Natürlich können auch alle anderen in diesem Kapitel erwähnten Ursachen für Erbrechen auf Ihr Baby zutreffen. Da jedoch bei Babys und Kleinkindern das Beschwerdebild

meist nicht klar zu Tage tritt, überlassen Sie die Behandlung bitte dem Kinderarzt/Homöopathen.
Bei einem Krabbel- oder Kleinkind, das plötzlich erbricht, besteht immer die Gefahr, daß es etwas Giftiges geschluckt hat: Medikamente, Alkohol, Zigaretten, Putzmittel, Waschpulver, Farben oder giftige Pflanzen bedeuten für ein Kind akute Lebensgefahr! Rufen Sie bei dem geringsten Verdacht bitte sofort die Gift-Notrufzentrale an und bringen Sie Ihr Kind umgehend ins Krankenhaus.

Begleitende Hilfen

- Der Magen Ihres Kindes braucht eine gewisse Zeit, um sich nach dem Erbrechen wieder zu beruhigen – je nach Veranlagung dauert dies unterschiedlich lange. Bereiten Sie Ihrem Kind einen warmen Tee (Kamille, Melisse) und geben Sie ihm erst dann wieder zu essen, wenn es eindeutig danach verlangt. Oft ist es sinnvoll, ihm zwei Tage nur leicht verdauliche Kost zu geben.
- Sorgen Sie dafür, daß sich Ihr Kind einige Stunden hinlegt und entspannt.
- Häufig vergehen die Bauchschmerzen schneller durch eine Wärmflasche oder einen feucht-warmen Umschlag, da sich die Verkrampfung im Magen so besser lösen kann. Auch sanftes Reiben des Bauches oder Handauflegen kann dann helfen.

Keine Selbstbehandlung

Bringen Sie Ihr Kind umgehend ins Krankenhaus/rufen Sie umgehend Ihren Kinderarzt/Homöopathen

- wenn Sie den Verdacht haben, daß es giftige Stoffe zu sich genommen hat (Putzmittel, giftige Pflanzen, Haushaltsgifte, Medikamente, Alkohol, Zigaretten).
- wenn Ihr Baby/Ihr Kind Kot erbricht (Verdacht auf Darmverschluß).
- wenn Ihr Baby/Kind zusätzlich zum Erbrechen einen harten Bauch, Fieber, Übelkeit, Verstopfung oder Durchfall bekommt und Bauchschmerzen im rechten Unterbauch auftreten (Verdacht auf Blinddarmentzündung).
- wenn Ihr Baby immer wieder schwallartig erbricht.
- wenn zu dem Erbrechen Fieber hinzukommt. Es könnte sich um eine Begleiterscheinung der auf Seite 68 genannten Erkrankungen handeln.

Keine Selbstbehandlung

- wenn neben heftigem Erbrechen gleichzeitig Fieber, Koliken und starker Durchfall auftreten (Verdacht auf eine infektiöse Erkrankung des Magen-Darm-Traktes, zum Beispiel eine Salmonelleninfektion). Bei Babys und Kleinkindern besteht durch den großen Flüssigkeitsverlust die Gefahr eines lebensbedrohlichen Schocks.
- wenn das Kind Blut oder blutigen Schleim erbricht (Verdacht auf Verletzung der Speiseröhre oder des Magens nach Verschlucken scharfkantiger Gegenstände; bei älteren Kindern eventuell Verdacht auf Magengeschwür).
- wenn Sie unsicher sind im Hinblick auf die Ursache des Erbrechens.

Die passenden homöopathischen Mittel

Dosierung für alle folgenden Mittel: 2mal je 5 Globuli im Abstand von 30 Minuten. Die Wirkung zwei Stunden abwarten. Bei Besserung 2mal täglich je 5 Globuli bis zum Abklingen der Beschwerden.

Bei verdorbenem Magen

Pulsatilla D12 Ihr Kind hat sich an Kuchen, fettem Fleisch, Fettgebackenem oder an einer Riesenportion Eiscreme den Magen verdorben. Es muß sich übergeben und klagt über Bauchweh. Möglicherweise tritt auch Durchfall auf. Sein Gesicht ist blaß, seine Zunge ist gelblich belegt und es riecht unangenehm aus dem Mund. Ihr Kind ist weinerlich, sehr anhänglich und liebebedürftig. Es fröstelt, möchte aber trotzdem frische Luft haben. Kein Durst.

Antimonium crudum D6 Ihr Kind hat zuviel fettes Fleisch oder zuviel Kuchen gegessen und sich daran den Magen verdorben. Auch heißes Wetter oder die Abkühlung beim Baden können einen Magenkatarrh mit Übelkeit und Erbrechen verursacht haben. Es neigt im allgemeinen zu übergroßem Appetit, hat aber einen sehr empfindlichen Magen und muß häufig aufstoßen. Seine Zunge ist auffallend dick weiß belegt. Jetzt ist es in streitsüchtiger, abwehrender Stimmung und mag nicht angesehen oder angefaßt werden. Kein Durst.

Arsenicum album D12 Ihr Kind hat etwas Verdorbenes oder unreifes Obst gegessen, eiskalte Getränke oder zuviel

Dosierungsvorschrift Seite 70

Eiscreme zu sich genommen. Jetzt ist ihm sehr übel, es muß erbrechen und kann auch Durchfall haben. Dabei fühlt es sich ausgesprochen schwach, ist gleichzeitig unruhig und ängstlich. Sein Gesicht ist blaß, es friert und möchte immer wieder kleine Schlucke Wasser trinken. Davon kann ihm wieder so schlecht werden, daß es erneut erbricht. Es klagt über brennende und stechende Schmerzen im Bauch. Häufig treten die Beschwerden nach Mitternacht auf. Besser geht es Ihrem Kind mit einer Wärmflasche auf dem Bauch und einem warmen Getränk.

Ipecacuanha D6 Wahrscheinlich hat Ihr Kind einiges durcheinander getrunken oder gegessen, vor allem Süßigkeiten oder Kuchen. Obwohl es sich schon erbrochen hat, ist ihm noch lange danach sehr schlecht und es fühlt sich elend. Alles, was es danach zu sich nimmt, erbricht es, auch der Geruch von Essen oder Zigarettenrauch löst erneuten Brechreiz aus. Vermehrter Speichelfluß. Auffallend ist, daß die Zunge Ihres Kindes trotz des Erbrechens nicht oder nur wenig belegt ist. Es ist jetzt sehr reizbar und schwer zufriedenzustellen, will weder essen noch trinken.

Bryonia D6 Ihr Kind ist im allgemeinen sehr durstig und neigt vor allem an warmen Tagen dazu, große Mengen kalter Getränke schnell »hinunterzustürzen«. Dabei hat es sich den Magen erkältet. Seine Beschwerden werden schlimmer, sobald es sich auch nur ein bißchen bewegt. Darum mag es jetzt am liebsten ruhig auf dem Bauch liegen, weil dieser Druck seine Beschwerden lindert. Am besten, Sie lassen Ihr Kind jetzt in Ruhe, denn es ist reizbar und möchte lieber allein sein und vor sich hin »brummeln«.

Nach seelischer Anspannung

Nux vomica D12 Ihr Kind hat einen nervösen, empfindlichen Magen und neigt zu Übelkeit und Bauchkrämpfen. Schon vor Aufregung kann es Magenschmerzen bekommen. So kommt es häufiger vor, daß es Essen nicht verträgt. Seine starke Übelkeit würde besser, wenn es erbrechen könnte, doch genau das kann es einfach nicht. Vergeblich läuft es immer wieder zur Toilette und würgt, bis sich der Magen plötzlich in einem Schwall entleert. Auf seine Beschwerden reagiert es ungehalten und reizbar. Ihm ist fröstelig.

Dosierungs-vorschrift Seite 70

Ignatia D12 Ihr Kind ist empfindsam und zartbesaitet, launisch und leicht verletzbar; es neigt dazu, sich bei Kummer oder Ärger in sein Schneckenhaus zurückzuziehen. Wenn es sich sehr aufregt oder ärgert, bekommt es krampfartige Bauchschmerzen, ihm wird übel und es muß erbrechen. Vielleicht ist Ihnen schon aufgefallen, daß Ihr Kind im allgemeinen zu widersprüchlichem Verhalten neigt, dabei manchmal geradezu hysterisch reagiert. So ist es auch bei den Bauchbeschwerden: Obwohl ihm schlecht ist, hat es Hunger. Seine Übelkeit wird eigenartigerweise durch schwerverdauliche Speisen gebessert, »Schonkost« dagegen verträgt es nicht.

Durchfall

Akuter Durchfall ist eine Ausscheidungsreaktion des Darms, der mit vermehrter Tätigkeit versucht, sich möglichst schnell von schädlichen oder unverwertbaren Stoffen zu befreien. Häufigste Ursachen für Durchfall sind Nahrungsmittelunverträglichkeit (etwa Milch oder Obst) oder verdorbene Speisen.
Babys leiden häufig während des Zahnens an Durchfällen. Erkältungskrankheiten oder Kinderkrankheiten können gleichfalls kurzzeitig von Durchfall begleitet werden, ebenso wenn ein Kind unter Angst, Aufregung, Lampenfieber oder Kummer leidet.

Wichtig

Hat ein Kind dagegen chronischen Durchfall und gedeiht dabei nur schlecht, können entzündliche Prozesse der Darmschleimhäute die Ursache sein: Krankheiten, denen eine schwere Funktionsstörung des Darms zugrunde liegt, sind zum Beispiel Zöliakie, Morbus Crohn oder Colitis ulcerosa. Sie müssen auf jeden Fall ärztlich untersucht werden. In vielen Fällen kann dem Kind dann eine Konstitutionsbehandlung helfen (Seite 9).

Auch ein Befall mit Würmern (Seite 78) führt zu chronischen Durchfällen.
Bei einem Baby, vor allem wenn es gestillt wird, sind ein weicher, breiiger Stuhl und fünf bis sechs Darmentleerungen innerhalb eines Tages völlig normal.

Beschwerden

Akuter Durchfall bei Babys und Kindern dagegen zeigt sich in wäßrig-dünnen, meist unangenehm riechenden Ausscheidungen, die in kurzen Abständen erfolgen und denen unverdaute Nahrungsreste, Schleim oder Blut beigemengt sein können. Je nach Ursache und Abwehrkraft können gleichzeitig Bauchschmerzen oder -krämpfe, Übelkeit, Erbrechen und leichtes Fieber auftreten; auch Dauer und Schwere des Durchfalls sind davon abhängig. Meistens gibt sich diese Störung innerhalb von ein bis zwei Tagen von selbst.

Wichtig

Bei kleinen Kindern bis zum zweiten Lebensjahr kann es durch den starken Flüssigkeits- und Mineralstoffverlust schnell zum lebensbedrohlichen Austrocknen des Körpers kommen: Teilnahmslosigkeit und Schwäche, schlaffe Haut, eingesunkene Fontanelle, eingefallenes Gesicht mit übergroß erscheinenden Augen, trockener Mund, fehlende Urinausscheidung und Atmung durch den Mund sind höchste Alarmzeichen, die einen sofortigen Arztbesuch erfordern.

Begleitende Hilfen

- Am besten für Ihr Kind ist jetzt Bettruhe, um den Verdauungstrakt zur Ruhe kommen zu lassen.
- Geben Sie ihm am ersten Tag nur leicht gesüßten Tee oder Mineralwasser (ein bis zwei Liter). Am zweiten Tag können Sie probieren, ob Ihr Kind wieder leichte Kost wie geriebene Äpfel mit Zwieback, Haferschleim, zerdrückte Bananen und Reis- oder Karottensuppe verträgt. Auch in den folgenden drei Tagen sollte es nur leichtverdauliche Kost zu sich nehmen.

Keine Selbstbehandlung

Rufen Sie umgehend Ihren Kinderarzt/Homöopathen

- wenn der akute Durchfall Ihres Babys oder Kleinkinds trotz Selbstbehandlung nicht spätestens nach zwei Tagen vorüber ist.
- wenn schwerer, anhaltender Durchfall mit Erbrechen, Schmerzen und eventuell Fieber auftritt und sich das Allgemeinbefinden Ihres Kindes rasch verschlechtert (Verdacht auf Salmonellen-Infektion oder eine andere schwere infektiöse Erkrankung des Magen-Darm-Trakts).

Suchen Sie Ihren Kinderarzt/Homöopathen auf

- wenn Ihr Kind an chronischen Durchfällen leidet.

Die passenden homöopathischen Mittel

Dosierung für alle Mittel: 2mal je 5 Globuli im Abstand von 30 Minuten. Die Wirkung zwei Stunden abwarten. Danach sollte eine deutliche Besserung sichtbar sein. Wenn noch leichte Beschwerden vorhanden sind: 2mal täglich je 5 Globuli bis zum Abklingen der Beschwerden.

Nach Ernährungsfehlern

Arsenicum album D12 Ihr Kind hat sich durch eiskalte Getränke, Eiscreme oder kaltes Obst den Magen erkältet und Durchfall bekommen. Es fühlt sich sehr erschöpft, unruhig, hat brennende Bauchschmerzen und ist sehr blaß. Der Durchfall ist wäßrig, dunkelfarbig, riecht faulig und macht den After wund. Ihr Kind friert, verlangt nach Wärme und nach Wasser, das es in kleinen Schlucken trinkt. Nach Mitternacht sind die Beschwerden besonders schlimm.
Wichtigstes Mittel bei Magen-Darm-Verstimmungen durch verdorbene Speisen. Häufig angezeigt bei Durchfallerkrankungen auf Reisen in südliche Länder.

Pulsatilla D12 Nach einer übergroßen Portion Eiscreme, Obst oder öligen, fetten Speisen ist Ihrem Kind schlecht geworden und nun hat es auch Durchfall, der vor allem nachts auftreten kann. Auffällig ist, daß Farbe oder Konsistenz sich immer wieder verändern: gelb oder grün, wäßrig oder schleimig. Die Zunge Ihres Kindes ist gelblich belegt, es riecht unangenehm aus dem Mund. Zugleich ist es sehr weinerlich, anhänglich und liebebedürftig. Es fröstelt, möchte aber trotzdem frische Luft. Sein Gesicht ist blaß. Kein Durst.

Bryonia D6 An einem warmen Sommertag hat Ihr Kind zur Abkühlung schnell große Mengen kalter Getränke hinuntergestürzt. Ihm ist übel, es klagt über stechende, schneidende Bauchschmerzen und hat Durchfall. Vor allem am Morgen und bei der geringsten Bewegung setzt erneut Durchfall ein. Er macht den After wund, sieht aus wie schmutziges Wasser, enthält unverdaute Nahrung und riecht wie alter Käse. Ihr Kind ist reizbar, möchte allein sein.

Nach seelischer Anspannung

Colocynthis D6 Ärger oder eine Kränkung hat Ihr Kind so aufgeregt, daß es davon Durchfall mit starken Bauchkrämpfen bekommen hat. Es krümmt sich vor Schmerzen zusammen und rollt sich mit einem Kissen vor dem Bauch auf dem Boden. Es ist reizbar und ungeduldig. Andere mögliche Ursache des Durchfalls: Genuß von Obst.

Dosierungsvorschrift Seite 74

Gelsemium D12 Vor einem besonderen Ereignis, bei Lampenfieber, aber auch nach einem Schreck oder einer schlechten Nachricht reagiert Ihr Kind mit Durchfall. Zu Beginn ist es sehr aufgeregt und zittert am ganzen Körper, später fühlt es sich sehr erschöpft, schwach und »leer« im Kopf. Gleichzeitig mit dem Durchfall kann es auch häufigen Harndrang haben.

Argentum nitricum D12 Vor einer Prüfung in der Schule, einer Reise oder einem anderen aufregenden Ereignis bekommt Ihr Kind regelmäßig heftigen Durchfall. Es ist sehr impulsiv, verbreitet oft nervöse Hektik und neigt zu unbegründeten Ängsten. Es liebt Süßigkeiten über alles, obwohl es sie nicht gut verträgt – dann muß es häufig laut rülpsen, bekommt Magenschmerzen oder auch Durchfall. Sein Bauch ist stark aufgetrieben, es gehen Blähungen ab. Der Durchfall hat eine grünliche Farbe, wie gehackter Spinat, und einen üblen Geruch.

Verstopfung

Jedes Kind entwickelt im Lauf der Zeit seinen eigenen Verdauungsrhythmus: Manche Kinder haben zweimal am Tag Stuhlgang, andere nur jeden dritten Tag und fühlen sich dabei ganz wohl. Von Verstopfung spricht man erst, wenn der Stuhlgang seltener als alle drei Tage erfolgt, oder wenn häufigerer Stuhlgang so hart und trocken ist, daß die Entleerung kleiner Mengen nur durch starkes Pressen und unter Schmerzen möglich ist.

Zu wenig Ballaststoffe

Ursachen für Verstopfung sind meist eine einseitige, ballaststoffarme Ernährung, zu wenig Flüssigkeit, Bewegungsmangel oder eine anlagebedingte Verdauungsschwäche.
Häufig führt auch eine zu strenge Sauberkeitserziehung, die Druck auf das Kind ausübt, oder ein Konflikt zwischen Kind und Eltern zu mehr oder weniger willkürlichem Stuhlverhalten: Das Kind kann aus Protest oder aus Angst nichts mehr »hergeben« oder möchte mit seinen Beschwerden unbewußt mehr Aufmerksamkeit erringen.

Wichtig

Wenn Ihr Kind bereits über einen längeren Zeitraum an Verstopfung leidet, lassen Sie es bitte ärztlich auf organische Veränderungen untersuchen. Aus homöopathischer Sicht ist chronische Verstopfung meist Ausdruck einer tieferliegende Störung der Lebenskraft. Eine Konstitutionsbehandlung (Seite 9) ist dann in vielen Fällen hilfreich.

Beschwerden

Das Kind hat oft Angst vor dem nächsten Stuhlgang und drückt sich davor, solange es kann, weil es sich vor den Schmerzen beim Pressen fürchtet. Dabei können durch das Platzen kleiner Gefäße am Anus kleine Blutungen auftreten, auch schmerzhafte Risse am After können entstehen. Der Stuhl ist hart, dunkel und knollig.

Wenn das Kind schon länger verstopft ist, können Appetitlosigkeit, Blähungen, Bauchkrämpfe, Kopfweh, Mundgeruch und eine belegte Zunge hinzukommen.

Begleitende Hilfen

- Achten Sie auf eine ausgewogene Ernährung Ihres Kindes, die genügend Ballaststoffe enthält (Gemüse, Obst, Vollkornprodukte).
- Geben Sie Ihrem Kind nur auf ausdrückliche ärztliche Verordnung ein Abführmittel, das bei längerer Anwendung zu starken Mineralstoffverlusten führen und zudem die Ursache der Verstopfung nicht beheben kann.
- Bei Babys können Fruchtsäfte oder ein Obstpüree aus Aprikosen, Orangen oder Birnen helfen, den Stuhlgang zu fördern. Bei älteren Kindern können Sie es mit Trauben- oder Pflaumensaft oder mit getrockneten, am Abend zuvor eingeweichten Feigen, Trockenpflaumen oder Datteln versuchen. Bedenken Sie bitte auch hier, daß Sie damit nicht die Ursache der Verstopfung beheben.
- Zwingen Sie Ihr Kind nicht, auf dem Töpfchen/der Toilette zu bleiben, wenn es augenscheinlich keinen Stuhldrang hat. Es könnte sich sonst innerlich noch stärker dagegen sträuben.

Keine Selbstbehandlung

Bringen Sie Ihr Kind umgehend ins Krankenhaus/rufen Sie umgehend Ihren Kinderarzt/Homöopathen

- wenn Ihr Kind neben akuter Verstopfung zusätzlich Fieber bekommt, sein Bauch hart gespannt ist, Übelkeit und Bauchschmerzen im rechten Unterbauch auftreten (Verdacht auf Blinddarmentzündung).

Keine Selbstbehandlung

• wenn Ihr Kind länger als drei Tage keinen Stuhlgang hatte, in schlechtem Allgemeinzustand ist, über Bauchschmerzen klagt und/ oder Kot erbricht (Verdacht auf Darmverschluß).
Suchen Sie Ihren Kinderarzt/Homöopathen auf
• wenn die Verstopfung trotz Selbstbehandlung nicht besser wird oder bald wiederkehrt.

Die passenden homöopathischen Mittel

Dosierung für alle folgenden Mittel: 1mal täglich 5 Globuli, zwei Wochen lang.

Calcium carbonicum D12 Ihr Kind hat auffallend selten Stuhlgang. Seltsamerweise scheint ihm die Verstopfung aber keine besonderen Beschwerden zu machen. Wenn es eine Entleerung hat, kommen riesige Mengen harten Stuhls. Dies kann schmerzlos sein oder aber zu kleinen Rissen im After führen, was für das Kind sehr schmerzhaft ist. Sein Bauch ist meist groß und aufgebläht.
Ihr Kind ist ein eigenwilliger kleiner Dickkopf. Es liebt Eier, kohlenhydrathaltige Speisen (Nudeln, Brot) und Süßigkeiten. Milch hat es schon als Baby nicht gut vertragen und darauf mit Durchfall, Erbrechen oder Verstopfung reagiert. Nächtlicher Kopfschweiß. Ihr Kind leidet häufig an Erkältungen.

Lycopodium D12 Ihr Kind leidet häufig unter Blähungen und Koliken. Wenn es verstopft ist, ist es schnell gereizt. Sein Bauch ist gebläht und sehr empfindlich gegen beengende Kleidung. Oft sind Nervosität, Angst oder Unsicherheit der Grund für die Verstopfung. Im Urlaub, auf öffentlichen Toiletten oder bei fremden Leuten kann es sich nicht entspannen, auch wenn es Stuhldrang hat. Wenn es endlich »kann«, ist der Stuhl zunächst sehr hart und schmerzhaft, im Verlauf der »Sitzung« wird er zunehmend weicher. Nach dem Stuhlgang fühlt sich Ihr Kind erleichtert. Ist es noch ein Säugling, hat es danach gleich wieder Hunger. Als Baby ist/war Ihr Kind ein Schreikind. Später hat es sich zu einem kleinen »Haustyrannen« entwickelt, der gerne alle herumkommandiert. Im Kindergarten/in der Schule wirkt es dagegen eher schüchtern und brav. Es hat viele Ängste, leidet an Lampenfieber und mangelnder Entschlußkraft. Starkes Verlangen nach Süßigkeiten.

Die passenden homöopathischen Mittel

Nux vomica D12 Das Verdauungssystem Ihres Kindes reagiert sehr empfindlich auf Gefühlserregungen, so auch mit Verstopfung. Ihr Kind hat starken Stuhldrang, ist aber innerlich so angespannt und verkrampft, daß entweder kein Stuhl kommt oder nur kleine Mengen entleert werden. Danach hat es das Gefühl, nicht fertig zu sein. Es kann auch Krämpfe oder ein Zusammenschnürungsgefühl im Rektum (Enddarm) empfinden. Ihr Kind ist reizbar, ungeduldig und ziemlich ehrgeizig sowie ordnungsliebend. Wird es geärgert, kann es in seinem Jähzorn heftig zuschlagen, auch Eifersucht kann ein Problem sein. Ihr Kind reagiert überempfindlich auf Lärm, helles Licht oder Zugluft. Wenn es krank wird, ist ihm sehr fröstelig. Es hat eine Vorliebe für pikante, scharf gewürzte Speisen.

Natrium muriaticum D12 Ihr Kind hat sehr trockenen, harten Stuhl, der wie Schafkot in kleine Bällchen zerbröselt und ihm beim Absetzen Schmerzen bereitet. Dabei kommt es häufig zu Blutungen und kleinen Rissen am After, deshalb möchte es den Gang zur Toilette am liebsten vermeiden. Sein Unterbauch fühlt sich hart an, dort sitzen schmerzhafte, krampfartige Blähungen. Wenn sie abgehen, hat es das Gefühl, als würde auch Stuhl mitkommen. Ihr Kind ist sehr feinfühlig und empfindlich, läßt sich aber nicht gerne trösten, wenn es traurig ist. Dann zieht es sich zurück und vergräbt sich in seinem Kummer. Es wirkt vernünftig, verantwortungsbewußt und erwachsen. Ihr Kind hat ein starkes Verlangen nach Salz, Süßigkeiten und eiskalten Getränken, vor schleimigen Speisen dagegen ekelt es sich. Beschwerden durch Sonnenbestrahlung. Es neigt zu Herpes an den Lippen.

Dosierungsvorschrift Seite 77

Beschwerden durch Würmer

Auch unter den besten hygienischen Verhältnissen lassen sich die Wurmkrankheiten nicht »ausrotten«. Vor allem Kinder sind häufig davon betroffen, weil sie gedankenlos die Finger in den Mund nehmen, wenn sie mit Erde oder Sand gespielt oder sich am Po angefaßt haben.

Wichtig

Ist in einer Familie erst einmal »der Wurm drin«, bedarf es oft hartnäckiger Wurmkuren, um ihn wieder los zu werden.

Sollten die ärztlich empfohlenen Maßnahmen nicht helfen, versuchen Sie es mit einer homöopathischen Wurmkur. Bei wiederholtem Befall mit Würmern hilft eine Konstitutionsbehandlung (Seite 9), den Organismus so zu stärken, daß sich die lästigen Parasiten nicht mehr festsetzen können.
Bei Verdacht auf Würmer sollten Sie einer genauen Diagnose wegen vor einer Selbstbehandlung Ihren Kinderarzt/ Homöopathen aufsuchen.

Madenwürmer

Madenwürmer leben nur im Menschen und werden durch infizierte Gegenstände, Kleidung und Nahrung übertragen, ebenso über Schmierinfektion – wenn sich das Kind am Po kratzt, die Eier unter die Fingernägel geraten und das Kind anschließend die Finger in den Mund nimmt.
Die Madenwürmer werden bis zu einen Zentimeter lang und sind im Stuhl als kleine, weiße, bewegliche Fäden zu sehen. Die Weibchen kriechen in der Nacht zum Darmausgang und legen um den After winzig kleine Eier ab. Diese können Sie mit Hilfe eines durchsichtigen Klebebands leicht erkennen, das Sie Ihrem Kind abends auf den After kleben und morgens wieder entfernen.

Beschwerden Die abgelegten Eier verursachen unangenehmen Juckreiz, der das Kind nur schlecht schlafen läßt; darüber hinaus kann Brennen in der Genitalregion oder nächtliches Einnässen auftreten. Bei starkem Befall oder bei entsprechender Empfindlichkeit kommen Bauchkrämpfe, Schlafstörungen, Nervosität und Reizbarkeit hinzu.

Spulwürmer

Spulwürmer sind runde, weißliche Parasiten, die zehn bis 25 Zentimeter lang werden und durch ungenügend gereinigte fäkaliengedüngte Gemüse oder Salate oder durch Schmierinfektion in den Körper gelangen. Sie befallen Mensch wie Haustier und setzen sich im Dünndarm fest, die Eier werden mit dem Kot ausgeschieden.

Beschwerden Das Kind ist nervös und reizbar. Sein Gesicht ist blaß, es kann Augenringe haben. Entweder hat es Heißhunger oder wenig Appetit und verliert an Gewicht. Dabei klagt es über Bauchschmerzen und kann auch Durchfall bekommen. Bei massivem Befall können die Würmer den Darm verstopfen und zu einer Art Darmverschluß mit Erbrechen führen. In schweren Fällen kann es auch zu Entzündungen oder Abszessen in den Verdauungsorganen kommen.

Bandwürmer

Der Bandwurm lebt im Rind oder Schwein. Seine Larven (Finnen) gelangen durch den Genuß von kurz gegartem oder rohem Fleisch (Tatar) in den menschlichen Darm und saugen sich dort fest. Ein ausgewachsener Bandwurm kann mehrere Meter lang werden. Einzelne Wurmglieder, die wie Bandnudeln aussehen, können Sie im Stuhl des Kindes erkennen.

Beschwerden

Das Kind hat Verdauungsbeschwerden mit Übelkeit, Bauchschmerzen, Durchfall oder Verstopfung, auch Kopfschmerzen können auftreten. Es hat entweder Heißhunger oder keinen Appetit und verliert, auch wenn es genügend ißt, nach und nach an Gewicht.

Begleitende Hilfen

- Schneiden Sie Ihrem Kind die Fingernägel kurz, damit sich darunter keine Eier ablagern können.
- Achten Sie darauf, daß sich Ihr Kind mindestens zweimal täglich und nach jedem Stuhlgang mit einer Nagelbürste gründlich die Hände wäscht.
- Wechseln Sie täglich Unterwäsche, Handtücher und Waschlappen Ihres Kindes. Waschen Sie seine Wäsche getrennt im Kochprogramm.
- Ziehen Sie Ihrem Kind nachts eine fest anliegende Unterhose an, damit es sich nicht kratzt.
- Zur Vorbeugung von Bandwürmern: Geben Sie Ihrem Kind kein rohes oder kurz gebratenes Fleisch.

Keine Selbstbehandlung

Rufen Sie umgehend Ihren Kinderarzt/Homöopathen
- wenn Ihr Kind bei Wurmbefall unter starken Bauchschmerzen mit Erbrechen leidet (Verdacht auf Darmverschluß).

Die passenden homöopathischen Mittel

Wenn die vom Arzt verordnete Wurmkur keinen Erfolg zeigt, was manchmal vorkommt, oder wenn Sie zuerst eine homöopathische Kur versuchen wollen, sind die im folgenden vorgestellten Wurmmittel am häufigsten angezeigt.

Kontrolluntersuchung

Lassen Sie nach der Kur zur Vorsicht noch einmal eine Kontrolluntersuchung durch Ihren Kinderarzt durchführen.

Dosierung für alle folgenden Mittel: 1mal täglich 5 Globuli für längstens drei Wochen. Dann sollten die Beschwerden abgeklungen sein.

Cina D12 Das wichtigste Mittel bei Spulwürmern oder Madenwürmern: Ihr Kind ist äußerst gereizt und unruhig. Es verlangt dieses und jenes, doch Sie können ihm nichts recht machen, es erträgt keinen Widerspruch und widersteht auch liebevollen Aufforderungen mit Zorn und Trotz. Wenn Sie Ihr Kind anfassen wollen, wird es ärgerlich. Trotzdem möchte es auf den Arm genommen und herumgetragen werden. Sein Gesicht ist blaß, es hat Augenringe, um den Mund ist häufig ein bläulicher Schimmer zu sehen. Oft bohrt es in der Nase oder reibt sie mit den Fingern. Nagendes Hungergefühl mit sehr wechselhaftem Appetit auf die verschiedensten Dinge. Bauchkrämpfe, wäßriger Durchfall und Jucken am After.

Teucrium D12 Bei Spulwürmern oder Madenwürmern: Vor allem in der Nacht ist Ihr Kind sehr ruhelos. Wegen des starken Juckreizes am After findet es nicht in den Schlaf. Nach jedem Stuhlgang hat es ein krabbelndes Gefühl im After. Auch in der Nase verspürt es ein Kitzeln, die es deshalb häufig reibt, oder es bohrt in der Nase. Möglicherweise klagt Ihr Kind, daß es nicht mehr gut riechen kann. Außerdem stellen Sie einen üblen Mundgeruch bei ihm fest.

Spigelia D12 Bei Spulwürmern: Ihr Kind wirkt unruhig, reagiert schnell gereizt oder beleidigt. Es ist blaß und hat blaue Ringe um die Augen. Vor allem vor dem Frühstück klagt es über Übelkeit und hat manchmal ein Gefühl, als würde ihm ein Wurm den Hals hinaufkrabbeln. Nach dem Essen verschwindet dieses Gefühl. Stechende oder schneidende Bauchschmerzen in der Nabelgegend. Im und am After verspürt es Jucken und Krabbeln. Es riecht unangenehm aus dem Mund. Vielleicht hat es seit seiner Wurmerkrankung eine seltsame Angst vor allen spitzen Gegenständen entwickelt.

Sabadilla D12 Bei allen Wurmarten: Ihr Kind ist reizbar und schreckhaft. Es klagt über brennende, bohrende oder schraubende Schmerzen in der Nabelgegend. Sein Bauch ist aufgetrieben. Obwohl es im Magen eine Leere verspürt, hat es keinen großen Appetit. Nach dem Stuhlgang bleibt ein brennendes Gefühl im After, drum herum juckt und kribbelt es. Manchmal hat Ihr Kind auch Durchfälle, die mit Schleim oder Blut vermischt sein können.

Dosierungsvorschrift Seite 81

Erkrankungen der Haut

Unser größtes Organ

Die Haut, unser größtes, für alle sichtbares Organ, ist die Schutzhülle unseres Körpers und erfüllt viele Funktionen: Über die Haut werden Giftstoffe ausgeschieden, sie hält das Gleichgewicht zwischen Körper- und Außentemperatur aufrecht, über sie empfinden wir Schmerz, Kälte und Wärme. Zugleich ist sie unser Kontaktorgan zu anderen Menschen, wir berühren und »begreifen« mit ihr.

Wir sagen »das geht mir unter die Haut«, wenn uns ein Gefühl, ein Ereignis tief bewegt. Ein Mensch, der »nicht aus seiner Haut kann«, hat Schwierigkeiten, sich einer Situation anzupassen. Die Haut ist also weit mehr als nur eine organische Hülle – sie ist Abgrenzung und Kontaktfläche zur Umwelt zugleich.

Immunschwäche

Bei einer Hautkrankheit müssen deshalb nicht immer nur äußere Faktoren wie Krankheitserreger, Hitze, Kälte oder allergieauslösende Stoffe im Spiel sein. Auch eine anlagebedingte Schwäche des Immunsystems oder ein »defekter« seelischer Schutzmechanismus – übergroße Sensibilität und Erregbarkeit, die Unfähigkeit zur Abgrenzung oder unbewußte Ablehnung – kann sich über die Haut als akutes oder chronisches Hautleiden Ausdruck verschaffen. Gerade bei schweren Hautleiden, etwa Neurodermitis, Psoriasis (Schuppenflechte) und Ichthyosis (Verhornungsstörung der Haut), spielen neben den erblich bedingten Immunstörungen auch seelische Konflikte eine wichtige Rolle.

Seelische Konflikte

Die homöopathische Behandlung

Die Homöopathie versteht die Symptome einer Hauterkrankung als den Versuch des Organismus, im Fall einer Erkrankung das gesunde innere Gleichgewicht all seiner Funktionen bei möglichst geringem Schaden für die Gesundheit aufrechtzuerhalten. So bringt er die Symptome »nach außen« auf die Haut, um zu verhindern, daß die vorhandene Störung tieferliegende lebenswichtige Organe angreift.

Heilen statt unterdrücken

Werden nun im Rahmen einer schulmedizinischen Behandlung etwa bei Neurodermitis Cortisonsalben angewendet, die den Ausschlag verschwinden lassen, so bedeutet dies aus homöopathischer Sicht nicht Heilung, sondern Unterdrückung. Die Krankheit, die Störung der Lebenskraft, wird statt dessen wieder tiefer in den Organismus hineingedrängt, wo sie weit größeren Schaden anrichten kann.

So wurde festgestellt, daß sich nach Cortisontherapien aus Neurodermitis häufig Asthma entwickelt – eine für den Organis-

mus weitaus bedrohlichere Erkrankung. Im günstigeren Fall tritt nach dem Absetzen des Cortisons der unterdrückte Ausschlag stärker wieder auf.
Die Behandlung von Hauterkrankungen nach den Prinzipien der klassischen Homöopathie bietet dagegen in vielen Fällen die Chance einer sanften, tiefgreifenden Heilung. Viel Geduld und ein erfahrener Therapeut sind hier besonders wichtig.

Milchschorf

An Milchschorf erkranken nur Säuglinge und Kleinkinder; sein Name rührt her von dem weißschuppigen Ausschlag auf dem Kopf oder im Gesicht, der wie eingetrocknete Milch aussieht. Milchschorf tritt meist im dritten Lebensmonat auf und kann bis zum zweiten Lebensjahr andauern. Aus etwa jeder zehnten Milchschorf-Erkrankung entwickelt sich im dritten Lebensjahr eine Neurodermitis (siehe unten). Das bedeutet, daß bei diesen Babys bereits eine Veranlagung zu Überempfindlichkeitsreaktionen der Haut besteht.

Wichtig Für die homöopathische Behandlung von Milchschorf brauchen Sie fachmännische Hilfe.

Beschwerden Am Kopf und im Gesicht des Babys rötet sich die Haut, es bilden sich weißliche oder gelbe Schuppen und Krusten, manchmal kommen auch Bläschen hinzu. Der Juckreiz verleitet das Kind, die Haut aufzukratzen, sie beginnt zu nässen.

Mögliche Komplikationen Eitererreger und Herpesviren können auf der aufgekratzten Haut zusätzliche Infektionen verursachen.

Neurodermitis

An Neurodermitis leiden in den letzten Jahren zunehmend mehr Kinder. Schon einige Wochen nach der Geburt kann sie zum ersten Mal auftreten, häufig jedoch erst vom dritten Lebensjahr an. Die genaue Ursache von Neurodermitis kennt man bislang nicht, sie wird zu den allergischen Erkrankungen gerechnet. Viele Neurodermitis-Kinder leiden zusätzlich an Heuschnupfen oder Asthma. Eine Übersensibilität auf Umweltgifte, Pollen, Tierhaare oder

bestimmte Nahrungsmittel kommt bei den meisten Kindern hinzu, meist ist dies jedoch nur der Auslöser, nicht aber die Ursache. Eine erbliche Vorbelastung wird bei mehr als der Hälfte der betroffenen Kinder beobachtet.
Die Übersensibilität, mit der Neurodermitis-Kinder auf äußere Reize reagieren, und die Tatsache, daß Gefühlserregungen wie Ärger, Aufregung oder Streß einen Juckanfall auslösen können, lassen die Vermutung zu, daß auch eine Schwäche auf seelischer Ebene am Verlauf der Krankheit stark beteiligt ist.

Wichtig

Mit einer Konstitutionsbehandlung (Seite 9) kann der Homöopath dem Kind auf tiefgreifende Weise helfen, die Krankheit zu überwinden.

Beschwerden

Das Ekzem erscheint vor allem in den Armbeugen und Kniekehlen, an Hand- und Fußrücken, im Nacken, am Hals und im Gesicht. Die Haut ist zunächst gerötet, fühlt sich trocken und gespannt an, ist leicht gedunsen. Unerträglicher Juckreiz, der durch Bettwärme, Schwitzen, Müdigkeit, unverträgliche Nahrungsmittel, Tierhaare, seelische Anspannung und vieles mehr ausgelöst werden kann, tritt in Schüben auf und zwingt das Kind, sich unaufhörlich zu kratzen. Dadurch kann der Ausschlag zu nässen beginnen, bei tiefer Verletzung der Haut auch bluten. – In den meisten Fällen bleibt die Krankheit auf einige Hautstellen beschränkt, es mehren sich jedoch die schweren Fälle von Neurodermitis, bei denen sich der Ausschlag über den ganzen Körper ausbreitet. Durch die nächtlichen Juckanfälle ist der Schlafrhythmus des Kindes oft erheblich beeinträchtigt. Ständige Übermüdung aber führt zu Reizbarkeit, die wiederum das Jucken verstärkt – ein Teufelskreis, der für das Kind und seine Familie zu einem wahren Martyrium werden kann (Selbsthilfegruppen: Seite 125).

Mögliche Komplikationen

Ist die Haut einmal verletzt, können durch eindringende Bakterien, Viren oder Pilze leicht Zweitinfektionen entstehen, die sich zu eitrigen großflächigen Entzündungen oder einem Bläschenausschlag ausdehnen können.

Kopfgrind (Seborrhoische Dermatitis)

Kopfgrind oder seborrhoische Dermatitis entsteht durch eine Funktionsstörung der Talgdrüsen, an der vor allem Säuglinge in den ersten drei Lebensmonaten leiden, sie kann aber auch später auftreten.

Wichtig

Dauert der Ausschlag mehrere Monate an und haben sich hartnäckige Krusten gebildet, empfiehlt sich eine Konstitutionsbehandlung (Seite 9).

Beschwerden

Vor allem auf dem behaarten Scheitel und Hinterkopf, aber auch im Gesicht und in seltenen Fällen an anderen Körperstellen bilden sich auf der geröteten Haut fettig-glänzende, gelbliche bis bräunlich-rote Schuppen. Am Kopf haften die Schuppen häufig sehr fest und bilden einen dicken öligen Belag, der die Haare verklebt. Im Gegensatz zum Milchschorf leidet das Kind meist nicht unter Juckreiz.

Begleitende Hilfen

- Tägliches Haarewaschen mit einem milden Babyshampoo hilft in leichten Fällen, die Schuppen schneller zu entfernen.
- Härtere Krusten müssen Sie mit Babyöl oder Vaseline aufweichen (am besten über Nacht einwirken lassen), bevor Sie diese sehr vorsichtig mit einer Bürste oder Kamm ablösen. Wenn die Haut darunter wund ist, cremen Sie den Kopf Ihres Kindes mit Calendula-Salbe (aus der Apotheke) ein.

Keine Selbstbehandlung

Suchen Sie Ihren Kinderarzt/Homöopathen auf
- wenn sich der Ausschlag auch auf den Körper ausbreitet.

Die passenden homöopathischen Mittel

Dosierung für alle folgenden Mittel: Einmal täglich je 5 Globuli, zwei Wochen lang. Danach sollte eine deutliche Besserung sichtbar sein. Die Einnahme erst bei Beschwerdefreiheit beenden.

Calcium carbonicum D12 Dicke gelbe Schuppen und Krusten auf der Kopfhaut, vor allem am Hinterkopf, wo Ihr Kind auch sehr stark schwitzt. Es hat einen großen, runden Kopf und nur wenig Haare, die aufgrund des Ausschlags ausfallen können. Oft verträgt es Milch nicht gut. Es ist »gut im Futter« und sehr eigenwillig.

Graphites D12 Sehr schmierige und fettige Kopfhaut mit dicken Krusten, die eine honiggelbe, klebrige Flüssigkeit absondern können. Der Ausschlag ist auch hinter den Ohren. Ihr Kind ist rundlich, hat ein eher ruhiges Temperament und ist ständig hungrig. Es neigt zu Verstopfung und rissiger Haut.

Dulcamara D12 Trockene, dicke Schuppen und bräunliche, harte Krusten. Wenn Sie die Krusten entfernen wollen, blutet die Haut schnell. Der Ausschlag ist schlimmer im Winter und bei kalt-feuchtem Wetter.

Sulfur D6 Viele trockene Schuppen, die wie ein dünnes Häutchen die Kopfhaut bedecken. Die Haut darunter ist gerötet und kann jucken. Waschen des Kopfes verschlimmert die Beschwerden, auch gegen das Kämmen oder eine Mütze wird sich Ihr Kind wehren. Es ist sehr lebhaft, neigt zu frühmorgendlichen wundmachenden Durchfällen und ist ein guter Esser und Trinker.

Dosierungsvorschrift Seite 86

Wundsein (Windeldermatitis)

Akute Entzündungen der empfindlichen Haut am Po und im Analbereich kommen bei Babys häufig vor. Zu selten gewechselte Windeln, Wärmestau, Durchfall, scharfer Urin, zum Beispiel während der Zahnungszeit oder einer Infektion, aber auch allergische Reaktionen auf Nahrungsmittel, Seifenrückstände vom Waschen oder Waschmittelrückstände in Stoffwindeln können die Ursachen sein.

Wichtig

Leidet Ihr Baby an chronischem Wundsein und Ausschlägen im Windelbereich, ist die Ursache eine anlagebedingte Schwäche des Verdauungstrakts, dem oft eine Besiedelung mit Hefepilzen (Candida albicans) vom Mund bis zum After zugrunde liegt (Soor, Seite 89). Ihr Homöopath kann diese Schwäche mit einer Konstitutionsbehandlung (Seite 9) heilen.

Beschwerden

Die Bereiche um Anus, Genitalien und Leisten sind gerötet, rauh und schuppig, die Haut ist aufgequollen. In schwereren Fällen beginnt der wunde Bereich zu nässen oder gar zu bluten, auch ein Bläschenausschlag kann hinzukommen. Das Kind fühlt

sich unwohl und weint wegen der Schmerzen, sobald Urin oder Stuhl mit den wunden Bereichen in Kontakt kommen.
In feuchten Windeln können sich zusätzlich Bakterien und Pilze ausbreiten und Entzündungen hervorrufen.

Begleitende Hilfen

- Achten Sie vor allem darauf, daß Ihr Kind nicht in nassen Windeln liegt. Wechseln Sie die Windeln häufiger als sonst und waschen Sie dabei den Po jedesmal gründlich mit lauwarmem, klarem Wasser ab. Danach den Po gut abtrocknen oder trockenfönen (auf niedrigster Stufe mit 1/2 Meter Abstand).
- Wenn der Ausschlag stark näßt, nehmen Sie zum Reinigen anstelle von Wasser einen mit unparfümiertem Babyöl getränkten Wattebausch.
- Lassen Sie so oft wie möglich Luft und Licht an den Babypopo.
- Zusätzlich zur homöopathischen Behandlung können Sie dreimal täglich einen *Calendula-Umschlag* machen. Calendula desinfiziert die Haut und lindert die Entzündung.
So wird der Umschlag gemacht: 20 Tropfen Calendula-Tinktur (aus der Apotheke) in 0,2 Liter lauwarmes Wasser geben. Ein sauberes Baumwolltuch damit befeuchten und einige Minuten auf die wunden Stellen legen. Danach die Haut gründlich abtrocknen.
- Auch Calendula-Salbe, bei stark nässendem Ausschlag Calendula-Puder, die Sie nach dem Reinigen/Waschen auf die entzündeten Stellen auftragen, sind wirksame Hilfen für den wunden Po.

Keine Selbstbehandlung

Suchen Sie Ihren Kinderarzt/Homöopathen auf
- wenn sich der Ausschlag über den Gesäßbereich hinaus über den Rücken oder den Bauch ausdehnt.
- wenn der Ausschlag auf tiefere Hautschichten übergreift, das heißt, wenn sich offene Wunden oder sogar Geschwüre bilden.

Die passenden homöopathischen Mittel

Dosierung für alle folgenden Mittel: 2mal täglich je 5 Globuli, eine Woche lang. Danach sollten eine deutliche Besserung sichtbar sein. Die Einnahme erst bei Beschwerdefreiheit beenden.

Chamomilla D12 Während der Zahnungsperiode hat Ihr Baby einen oft grünlichen Durchfall, der den Pobereich wund gemacht hat. Wegen der Schmerzen ist es sehr unruhig und gereizt. Es schreit und weint oft und läßt sich außer durch Umhertragen kaum beruhigen. Häufig ist eine Wange rot und heiß, die andere blaß und kalt. Warme Getränke mag es jetzt nicht. Manchmal kommt Fieber hinzu.

Sulfur D6 Die entzündeten Stellen sehen wie »roh« aus und fühlen sich heiß an. Der Ausschlag verschlimmert sich deutlich, wenn Sie Ihr Baby mit warmem Wasser gewaschen oder gebadet haben. Es ist gereizt, unruhig, kann es in keiner Lage lange aushalten. Scharfer, übelriechender Durchfall ist Auslöser seines Wundseins. Vor jedem Stuhlgang schreit Ihr Kind.

Rhus toxicodendron D12 Die entzündete Haut ist geschwollen, es haben sich kleine Bläschen darauf gebildet, die stark jucken und auch nässen können. Ihr Kind ist erregt und unruhig, bewegt sich ständig hin und her, findet in keiner Lage Ruhe. Bei feuchtem, kalten Wetter verschlimmern sich die Beschwerden.

Dosierungsvorschrift Seite 88

Mundschwämmchen (Soor)

Ursache dieses Ausschlags auf der Mundschleimhaut ist ein Hefepilz: Candida albicans. Erkrankt ein Säugling an Soor, ist meistens seine geschwächte Abwehrkraft die Ursache. So kommt es etwa nach einer Behandlung mit Antibiotika stets auch zu einer Verminderung der natürlichen Mundschleimhautflora, das heißt zu einer Störung des natürlichen Gleichgewichts der Mikrorganismen im Mundraum. Zunächst siedeln sich die Candida-Pilze dort an und können anschließend den gesamten Verdauungstrakt bis zum Genitalbereich befallen.

Wichtig

Leidet Ihr Kind an chronischem Pilzbefall, das heißt Mund- und Genitalbereich sind immer wieder befallen, empfiehlt sich eine Konstitutionsbehandlung (Seite 9) zur Stärkung der Abwehrkräfte.

Beschwerden

Auf Wangenschleimhaut, Zunge, Zahnfleisch oder Gaumen sind kleine bis linsengroße weiße Stippchen und Flecken zu erkennen, die wie geronnene Milch aussehen. Beim Versuch, sie abzuwischen, kann es leicht zu kleinen Blutungen kommen. Dehnen sich die Flecken flächenhaft aus, treten oft Entzündungen auf. Das Essen und Trinken wird für das Kind sehr schmerzhaft und beeinträchtigt sein Allgemeinbefinden.

Keine Selbstbehandlung

Suchen Sie Ihren Kinderarzt/Homöopathen auf
- bei weitflächiger Ausdehnung der Beläge im Mund-Rachen-Raum.

Die passenden homöopathischen Mittel

Borax D6 Wenn es ißt oder trinkt, weint Ihr Kind, weil Nahrung und Getränke in seinem Mund »brennen«. Die weißlichen Beläge sind von einem roten Hof umgeben. Ihr Kind ist auffallend furchtsam, empfindlich und ärgerlich. Wenn Sie es in sein Bettchen legen oder mit ihm eine Treppe hinuntergehen, klammert es sich an Ihnen fest und weint ängstlich.
Dosierung: 3mal täglich je 5 Globuli, eine Woche lang. Danach sollte eine deutliche Besserung sichtbar sein. Die Einnahme erst bei Beschwerdefreiheit beenden.

Mercurius solubilis D12 Ihr Kind hat auffallenden Speichelfluß, der das Kissen feucht macht, und einen üblen Mundgeruch. Die Zunge wirkt vergrößert, ist gelblich belegt. Zusätzlich tritt Durchfall auf, der den After wund macht. Es schwitzt stark und reagiert sehr empfindlich auf Temperatur- oder Stimmungswechsel.
Dosierung: 1mal täglich je 5 Globuli, eine Woche lang. Danach sollte eine deutliche Besserung sichtbar sein. Die Einnahme erst bei Beschwerdefreiheit beenden.

Nesselsucht, Quaddeln (Urticaria)

Allergische Reaktion

Ursache für das plötzliche Auftreten von Hautquaddeln sind meist allergische Reaktionen auf Nahrungsmittel (zum Beispiel Fisch, Meeresfrüchte, Eier oder Milch), Medikamente (zum Beispiel Penizillin, Antibiotika, Sulfonamide), Kosmetika oder Farbstoffe. Häufig löst auch der Kontakt mit einer Pflanze oder einem Tier (Brennessel, Qualle, Insektenstich) die Nesselsucht aus. Ebenso können thermische Reize wie Wärme, Kälte, Sonneneinstrahlung oder physikalische Reize wie Druck zu Quaddelbildung führen.

Beschwerden

Die Beschwerden beginnen meist plötzlich: Heftiger Juckreiz und Prickeln begleitet die Bildung von roten Quaddeln, die sich unregelmäßig begrenzt oder flächenhaft auf dem Körper ausbreiten. Die Quaddeln kann man auf der Haut fühlen, die geschwollen ist und sich teigig anfühlt.
Die Beschwerden können innerhalb einiger Stunden vergehen oder auch zwei bis drei Tage anhalten, wobei der Ausschlag in Schüben erscheint. Die Quaddeln können auch von leichtem bis mäßigem Fieber begleitet sein (Nesselfieber).

Begleitende Hilfen

- Probieren Sie aus, ob es Ihrem Kind besser geht, wenn Sie die betroffenen Hautstellen kühlen oder wärmen.
- Essigwasser-Umschläge (1 : 1) helfen, den Juckreiz und die Schwellung zu lindern.

Keine Selbstbehandlung

Rufen Sie sofort den Notarzt/bringen Sie Ihr Kind ins Krankenhaus

- wenn zusätzlich plötzlich die Schleimhäute der Atemwege anschwellen und Atemnot auftritt (Schock- und Erstickungsgefahr).

Die passenden homöopathischen Mittel

Dosierung für alle folgenden Mittel: 2mal je 5 Globuli im Abstand von 30 Minuten. Bei Besserung 2mal täglich je 5 Globuli bis zum Abklingen der Beschwerden.

Urtica urens D6 Das wichtigste Mittel bei Nesselsucht. Ihr Kind klagt über starkes Hautjucken, Prickeln und Brennen, als wäre es in Brennesseln gefallen. Wärme und körperliche Anstrengung haben die Beschwerden ausgelöst.

Apis D6 Die Quaddeln sind stark geschwollen und sehen hellrot aus, die Haut ist sehr berührungsempfindlich. Brennende, stechende Schmerzen und starkes Jucken. Wärme jeglicher Art und Schwitzen verschlimmern die Beschwerden, ebenso Kratzen. Kalte Anwendungen (Umschlag) und ein kühler Raum lindern dagegen.

Arsenicum album D12 Ursache für die Quaddeln sind möglicherweise verdorbene Lebensmittel, oder Ihr Kind hat Fisch

Dosierungsvorschrift Seite 91

gegessen, den es nicht vertragen hat. Brennende Schmerzen, starke Schwellung und Juckreiz. Die Beschwerden werden durch Wärme gebessert. Ihr Kind ist unruhig und fühlt sich schwach.

Rhus toxicodendron D12 Durch kalte Luft, Nässe oder nachdem Ihr Kind geschwitzt hat, haben sich die Beschwerden entwickelt. Die Quaddeln sehen aus wie kleine Bläschen oder Knötchen. Durch den starken Juckreiz wirkt Ihr Kind unruhig und erregt, es muß sich ständig bewegen. Möglicherweise kommt Fieber hinzu. Kalte Luft verschlimmert die Beschwerden.

Dulcamara D6 Bei feuchtkaltem Wetter oder nachdem Ihr Kind im Regen durchnäßt wurde, hat es juckende Quaddeln bekommen, die sich durch Wärme verschlimmern, durch Kälte dagegen bessern. Wenn es sich an den Quaddeln kratzt, klagt es anschließend über stark brennende Haut. Häufig Gelenkschmerzen, die sich durch Wärme bessern.

Natrium muriaticum D12 Feuchte Kälte, ein Aufenthalt am Meer oder Sonnenbestrahlung sind der Auslöser für die Nesselsucht Ihres Kindes. Auch der Genuß von Fisch oder Meeresfrüchten kann die Beschwerden verursacht haben. Starkes Jucken und reißende Schmerzen in der Haut. Der Ausschlag tritt vor allem um die Knöchel herum auf. Kalte Wasserumschläge lindern die Beschwerden.

Hitzepickel (Schweißfriesel)

Hitzepickel entstehen durch Wärmestau. Der Körper ist erhitzt, Schweiß staut sich in den Hautporen und kann nicht nach außen kommen, weil die Haut etwa durch zu enge, luftundurchlässige Kleidung, eine zu warme Bettdecke oder durch ein Heftpflaster bedeckt ist. Auch bei Fieber können Hitzepickel auftreten.

Beschwerden

Um die Poren bilden sich juckende kleine klare Bläschen oder punktförmige rote Flecken.

Begleitende Hilfen

- Sorgen Sie für Abkühlung, indem Sie die Zimmertemperatur senken, Ihrem Kind leichte Kleidung aus Naturfasern anziehen und/oder es mit lauwarmem bis kühlem Wasser abwaschen.

Die passenden homöopathischen Mittel

Dosierung für alle folgenden Mittel: 2mal je 5 Globuli im Abstand von 30 Minuten. Bei Besserung 2mal täglich je 5 Globuli bis zum Abklingen der Beschwerden.

Rhus toxicodendron D12 Die Haut Ihres Kindes juckt und brennt unaufhörlich, es wird erregt und ruhelos. Viele kleine Bläschen, um die sich ein roter Hof gebildet hat; geschwollene Haut. Die Hitzepickel treten oft bei einem fieberhaften Infekt auf.

Natrium muriaticum D12 Vor allem bei heißem Sonnenwetter und nach körperlicher Anstrengung hat Ihr Kind Hitzepickel bekommen. Brennende, stechende Schmerzen auf der Haut, heftiges Jucken. Waschen mit kaltem Wasser bessert den Juckreiz.

Herpes an den Lippen (Herpes labialis)

Herpes an den Lippen ist eine Virusinfektion, die nach ihrem ersten Auftreten in einer Art Ruhephase (Latenz) im Körper verbleibt und in Zeiten geschwächter Abwehrkräfte, etwa bei Infektionen oder Fieber, nach Sonnenbestrahlung, unverträglichen Nahrungsmitteln oder in Zeiten seelischer Anspannung, immer wieder aufflammen kann. Bevorzugte Stellen der Herpesbläschen sind die Übergänge von Haut zu Schleimhaut, zum Beispiel die Lippen. Selten treten sie auch an den Augen oder im Mund auf.

Wichtig Leidet Ihr Kind häufig unter Herpesbläschen, empfiehlt sich eine Konstitutionsbehandlung (Seite 9) zur Stärkung der Abwehrkräfte.

Beschwerden Noch bevor der Ausschlag auftritt, empfindet das Kind Jucken und Brennen an der Lippe. Bald bilden sich traubenartig gruppierte kleine Bläschen mit zunächst wäßrigem, später eitrigem Inhalt, die unangenehm brennen und jucken. Nach zwei bis drei Tagen entleeren sich die Bläschen oder trocknen ein; es bilden sich gelbe Krusten, die langsam abheilen.

Keine Selbstbehandlung

Suchen Sie Ihren Kinderarzt/Homöopathen auf
- wenn sich außer an den Lippen auch Herpesbläschen an den Augen oder den Genitalien bilden.
- wenn die Mundschleimhaut befallen ist.
- wenn trotz Selbstbehandlung nach drei Tagen keine deutliche Besserung zu sehen ist.

Die passenden homöopathischen Mittel

Dosierung für alle folgenden Mittel: 2mal täglich je 5 Globuli, höchstens drei Tage lang. Danach muß eine deutliche Besserung sichtbar sein.

Rhus toxicodendron D12 Wenn Ihr Kind einen fieberhaften Infekt, eine Erkältung oder eine Magenverstimmung hat, bekommt es ziemlich regelmäßig stark juckende Herpesbläschen an den Lippen oder um den Mund herum. Gleichzeitig ist es unruhig und wirkt erregt. Die Beschwerden verschlimmern sich durch Kälte oder Nässe.

Natrium muriaticum D12 Bei Fieber, Erkältungen, nach Sonnenbädern oder dem Verzehr von Meeresfrüchten entwickeln sich bei Ihrem Kind Herpesbläschen auf den Lippen, die brennende, reißende Schmerzen verursachen. Es ist in der Regel durstig, verträgt keine Sonne und mag gerne Salziges essen. Ihr Kind ist empfindsam, zieht sich mit seinen Gefühlen zurück, mag keinen Trost.

Hepar sulfuris D12 Die Herpesbläschen bei Ihrem Kind sind bereits prall mit Eiter gefüllt. Es klagt über splitterartige, stechende Schmerzen, seine Lippen sind äußerst berührungsempfindlich. Wenn ein warmes Getränk die Lippen berührt, empfindet es dies als angenehm. Ihr Kind ist fröstelig, reizbar und häufig erkältet. Es neigt zu eitrigen Entzündungen.

Furunkel

Ursache: Bakterien

Furunkel entstehen durch Bakterien, die eine eitrige Entzündung des Haarbalgs oder der Talgdrüse verursachen. Von dieser Erkrankung sind meist Jugendliche in der Pubertät betroffen, doch auch jüngere Kinder können Furunkel bekommen. Vor allem bei Diabetikern treten häufig Furunkel auf.

Wichtig

Wenn Ihr Kind an immer wiederkehrenden Furunkeln (Furunkulose) leidet, empfiehlt sich eine Konstitutionsbehandlung (Seite 9). Lassen Sie außerdem ärztlich abklären, ob Ihr Kind vielleicht an unerkanntem Diabetes (Zuckerkrankheit) leidet.

Beschwerden

Furunkel sind sehr schmerzhafte, harte, rot entzündete Knötchen von 0,5 bis drei Zentimeter Durchmesser, die mit blutig-eitrigem Sekret gefüllt sind. Sie bilden sich vor allem am Nacken oder oberen Rücken, auf der Brust oder im Gesicht. Wenn sich das Sekret entleert, entsteht ein kleiner Krater in der Haut, der eine Narbe hinterlassen kann. Treten viele Furunkel gleichzeitig auf, können Fieber mit Schüttelfrost und allgemeine Abgeschlagenheit hinzukommen.

Mögliche Komplikationen

Bei ungünstigem Verlauf können Furunkel im Gesicht eine Hirnhautentzündung (Meningitis) verursachen.

Begleitende Hilfen

- Versuchen Sie auf keinen Fall, den Furunkel auszudrükken. Erklären Sie Ihrem Kind, daß es nicht daran herumdrücken darf.
- Lokale Wärmeanwendungen wie Rotlicht und Heizkissen oder das Auflegen eines warmen Kartoffelbreisäckchens können die Reifung und das leichtere Aufgehen des Furunkels begünstigen. Fragen Sie Ihr Kind, ob ihm Wärme angenehm ist.

Keine Selbstbehandlung

Rufen Sie umgehend Ihren Kinderarzt/Homöopathen
- wenn der Furunkel im Gesicht sitzt.
- wenn hohes Fieber und starke Schmerzen auftreten oder sich der Furunkel blau verfärbt (Verdacht auf Blutvergiftung; die Bakterien sind in Lymph- und Blutbahnen gelangt).

Die passenden homöopathischen Mittel

Belladonna D6 Die Entzündung ist im Anfangsstadium: Der Furunkel fühlt sich heiß an, ist sehr rot und geschwollen. Ihr Kind empfindet pochende, klopfende Schmerzen an der betroffenen Stelle, es ist sehr berührungsempfindlich.
Sobald der Furunkel eitrig wird, ist Belladonna nicht mehr angezeigt.

Dosierung: 2mal je 5 Globuli im Abstand von 30 Minuten, die Wirkung zwei Stunden abwarten. Weiter bei Bedarf bis zu 3mal täglich je 5 Globuli.

Dosierung für die folgenden Mittel: 3mal täglich je 5 Globuli bis zum Abklingen der Beschwerden.

Arnica D6 Mehrere kleine Furunkel treten gleichzeitig auf. Sie sind sehr hart, rot und heiß. Ihr Kind empfindet an den betroffenen Stellen Schmerzen, als hätte es blaue Flecken oder Wunden. Bei Berührung zuckt es zurück.

Hepar sulfuris D12 Der Furunkel ist bereits herangereift, es hat sich Eiter gebildet. Stechende Schmerzen, vor allem bei Berührung. Ihr Kind fröstelt und ist reizbar. Warme Auflagen sind ihm angenehm.

Myristica sebifera D6 Dieses Mittel wird auch das »homöopathische Messer« genannt. Es begünstigt die Reifung und Ausheilung eitriger Prozesse. Wenden Sie dieses Mittel an, wenn Hepar sulfuris nicht wirkt.

Nagelfalzentzündung (Panaritium, Umlauf)

Durch kleine Verletzungen, rissige Nagelbette, trockene Haut und Nägelbeißen können um den Nagel herum Bakterien oder Pilze eindringen und Entzündungen des Nagelfalzes verursachen (Panaritium, Umlauf).

Beschwerden

Der Bereich um den Nagel ist gerötet, geschwollen und schmerzt. Schreitet die Entzündung fort, bildet sich Eiter unter der Haut.

Keine Selbstbehandlung

Rufen Sie umgehend Ihren Kinderarzt/Homöopathen

- wenn sich die Umgebung des Nagels rotblau verfärbt oder ein roter Strich den Arm hinaufzieht (Verdacht auf Blutvergiftung).
- wenn starke Schmerzen und Fieber hinzukommen (Verdacht auf Lymphgefäßentzündung).
- wenn sich eine eitrige Entzündung trotz Selbstbehandlung nach zwei Tagen nicht sichtbar gebessert hat.

Die passenden homöopathischen Mittel

Belladonna D6 Beginnende Entzündung mit heftigen, klopfenden Schmerzen und Berührungsempfindlichkeit. Der Finger ist leuchtend rot, geschwollen und heiß.
Dosierung: 2mal je 5 Globuli im Abstand von 30 Minuten. Bei Besserung weitere drei Tage morgens und abends je 5 Globuli.

Apis D6 Um das Nagelbett ist der Finger prall geschwollen und glänzt rosarot. Stechende, brennende Schmerzen, die betroffene Stelle ist sehr berührungsempfindlich. Lokale Wärmeanwendung verschlimmert die Schmerzen, kalte Umschläge/Bäder bessern.
Dosierung: 2mal je 5 Globuli im Abstand von 30 Minuten. Bei Besserung weitere drei Tage morgens und abends je 5 Globuli.

Hepar sulfuris D12 An der betroffenen Stelle hat sich Eiter gebildet. Stechende Schmerzen, große Berührungsempfindlichkeit. Ein warmes Handbad lindert die Beschwerden. Ihr Kind neigt zu eitrigen Entzündungen und schlecht heilenden Verletzungen.
Dosierung: 3mal täglich je 5 Globuli bis zum Abklingen der Beschwerden.

Warzen

Durch Viren ausgelöst

Warzen werden durch Viren ausgelöst. Sie erscheinen als weiche, manchmal verhornte Knoten auf der Haut. Bei Kindern findet man am häufigsten flache, hautfarbene Warzen, die überall am Körper vorkommen können. Sie machen meist keine Beschwerden und verschwinden nach einiger Zeit von selbst. Eine andere häufige Warzenform bei Kindern sind die verhornten, nach innen wachsenden Dornwarzen. Sie sitzen vor allem unter den Fußsohlen und können beim Laufen Schmerzen verursachen.
Im allgemeinen sind Warzen harmlos. Sitzen sie jedoch im Gesicht oder an den Händen, sind sie für ein Kind oft mehr als nur ein Schönheitsfehler, unter dem es seelisch leidet. Eine operative Entfernung der Warzen kann der Hautarzt vornehmen, allerdings kommen sie danach oft an gleicher oder anderer Stelle wieder.

Wichtig

> Leidet Ihr Kind schon lange Zeit unter Warzen, die sich hartnäckig gegen Tinkturen, Puder oder sogar operative Entfernung behaupten, kann ihm eine Konstitutionsbehandlung helfen (Seite 9).

Kopfläuse

Kopfläuse verbreiten sich durch Kontakt von Mensch zu Mensch, über Haarbürsten, Kämme oder Textilien. In Kindergärten und Schulen treten seit einigen Jahren wieder gehäuft Läuseplagen auf. Ob Ihr Kind von Läusen befallen wird, hängt von seiner Abwehrkraft ab.

Wichtig

Wird Ihr Kind immer wieder von Läusen befallen, empfiehlt sich zur Stärkung der Abwehrkräfte eine Konstitutionsbehandlung (Seite 9).

Beschwerden

Die Läuse saugen Blut aus der Kopfhaut, was zu Juckreiz führt, das Kind muß sich kratzen. Am Kopf und an der Haargrenze im Nacken kann ein ekzemartiger Ausschlag auftreten, der sich in schweren Fällen eitrig entzündet. Dabei können die Lymphknoten im Nacken anschwellen.

Begleitende Hilfen

- Benutzen Sie getrennte Bürsten und Kämme, die Sie regelmäßig auskochen.
- Waschen Sie Kleidungsstücke, Bettwäsche und Handtücher Ihres Kindes getrennt von der anderen Wäsche.
- Untersuchen Sie die übrigen Familienmitglieder auf Läusebefall. Läuse sind allerdings so klein, daß man sie mit bloßem Auge kaum sehen kann, wohl aber ihre weißen Eier (Nissen), die fest am Haaransatz nahe der Kopfhaut kleben.
- Tragen Sie vor dem Haarewaschen Essigwasser (1EL Essig auf 1 Glas Wasser) auf die Haare auf und lassen Sie es 30 Minuten einwirken. Danach die Haare mit einem Spezial-Shampoo (aus der Apotheke) gründlich waschen.

Keine Selbstbehandlung

Suchen Sie Ihren Kinderarzt/Homöopathen auf
- wenn sich ein eitriges Ekzem bildet und die Lymphknoten anschwellen.

Das passende homöopathische Mittel

In der Homöopathie gibt es kein »Läusewundermittel«, wohl aber ein Mittel, das den Ruf hat, Insekten aller Art vom Körper fernzuhalten, also vorbeugender Art ist:

Staphisagria D12 1mal täglich 5 Globuli, eine Woche lang.

In seelischer Not

Seelische Not kann Kindern ebenso zu schaffen machen wie Erwachsenen. Sie äußert sich in Kummer, Angst, Schlaflosigkeit, Aggressivität oder anderen Verhaltensauffälligkeiten und kann die Ursache für zahlreiche körperliche Erkrankungen sein.

Viele Kinder sind betroffen

Die steigende Zahl von Kindern oder Jugendlichen, die an seelischen Beschwerden leiden, sollte Eltern und Gesellschaft gleichermaßen zu denken geben, doch leider werden seelische Nöte häufig immer noch zu wenig ernstgenommen: Die Bereitschaft vieler Ärzte, schon Kindern Valium oder andere Psychopharmaka zu verschreiben, deutet das Dilemma der Behandlung an. Anstatt die Sorgen und Nöte, die den Beschwerden zugrunde liegen, ernst zu nehmen und zu hinterfragen, werden die kleinen Patienten mit Pillen »beruhigt«.

Dagegen können viele seelische Probleme mit homöopathischen Arzneien ursächlich behandelt werden, indem sie die Stärkung der eigenen Lebenskraft fördern und so dem Kind ermöglichen, sich auf konstruktive Weise mit einer Situation auseinanderzusetzen, der es sich vorher nicht gewachsen fühlte – etwa, wenn es nach der Geburt eines Geschwisters von Eifersucht gequält wird, oder wenn ihm durch Trennung und Scheidung der Eltern die Angst des Verlassenwerdens den Boden unter den Füßen wegzuziehen droht.

Doch auch die homöopathische Behandlung allein reicht nicht aus – immer müssen alle Umstände in Betracht gezogen werden, die an der seelischen Not des Kindes beteiligt sind. Das bedeutet für die Eltern, auf die Probleme des Kindes einzugehen und, wenn nötig, auch am eigenen Verhalten etwas zu ändern.

Hilfe durch Fachleute

Alltägliche Nöte eines Kindes können durchaus selbst behandelt werden. Bei ernsthaften seelischen Beschwerden allerdings – und sie dürfen nicht auf die leichte Schulter genommen werden – braucht das Kind die Hilfe eines Homöopathen und anderer Fachleute.

Angst

Angst ist eine natürliche Reaktion unseres Unterbewußtseins auf Situationen, die wir als bedrohlich empfinden, denn Angst löst einen gesunden Fluchtmechanismus aus, der uns schnellstmöglich in Sicherheit bringen soll.

Angst kann sich auf unterschiedliche Weise ausdrücken, durch Unsicherheit, Unruhe, Erregung bis zur Panik, oder im Gegenteil durch Sprachlosigkeit und innerliches Erstarren. Auch körperlich äußert sich Angst, etwa durch den Anstieg von Puls- und Atemfrequenz oder vermehrte Darm- und Blasentätigkeit; Übelkeit und Erbrechen, Zittern oder Schweißausbrüche können ebenfalls durch Angst ausgelöst werden.

Körperliche Symptome

Kinder reagieren auf Angst in unterschiedlicher Weise: Sie wollen nicht mehr in den Kindergarten oder in die Schule, werden still, traurig, ziehen sich in sich selbst zurück, weinen häufig oder reagieren aggressiv. Manche Kinder machen vor Angst die Hose naß oder bekommen Durchfall, können abends nicht einschlafen oder wollen nicht mehr essen.

Alles Unbekannte kann Angst machen. Bei Kindern, die vieles zum ersten Mal erleben, ist es nur natürlich, wenn sie manches als bedrohlich empfinden und darauf mit Angst reagieren. Wenn Eltern merken, daß ihr Kind vor etwas Angst hat, ihm das Angstmachende einfühlsam erklären und ihm genügend Zeit lassen, sich auf die ihm eigene Weise damit auseinanderzusetzen, wird es die Angst bald verlieren und seine Lebensfreude wiedergewinnen. So lernt es, daß auch Angst etwas Natürliches ist, die es mit Hilfe der Eltern zu überwinden lernt.

Wann kann Angst krank machen?

Angst wird dann zur Krankheit, wenn sie vom Kind nicht mehr angemessen verarbeitet werden kann, das heißt, wenn die Angst oder der Schreck zu groß waren, wenn sich angstauslösende Siutationen ständig wiederholen, oder wenn niemand das Kind in seiner Angst versteht und ihm helfen kann.

Wenn sich diese Angst verselbständigt, wenn sie sich also nach dem angstauslösenden Ereignis nicht bald zurückbildet, sondern anfängt, ein Eigenleben zu führen und mehr und mehr vom Kind Besitz ergreift, sich wie Gitterstäbe um seine Lebensfreude, seine natürliche Neugierde und seinen Tatendrang legt, dann kommt es zu chronischen Angstzuständen, die sich zu schweren seelischen Krankheiten entwickeln können. Dabei wird die körperliche, vor allem aber die seelische Reifung und Entwicklung des Kindes stark beeinträchtigt oder verhindert.

Chronische Angst

Außer diesen, das ganze Dasein erfassenden Angstzuständen können sich auch bestimmte situationsbedingte Ängste entwickeln, die phobischen Ängste, wie etwa die Angst in geschlossenen Räumen (Klaustrophobie) oder die Angst vor Wasser (Hydrophobie), die Höhenangst oder die Flugangst.

Phobien

Weil ständige Angst auf Dauer unerträglich ist, wird sie irgendwann ins Unbewußte verdrängt. Eine Möglichkeit der Verdrängung ist die Umwandlung seelischer Konflikte in körperliche Beschwerden und Krankheiten, man spricht dann von psychosomatischen (griechisch psyche = Seele, soma = Körper) Erkrankungen. So kann Angst, die unbewältigt bleibt, sich ausdrücken in immer wiederkehrenden Bauchschmerzen, Kopfschmerzen, Magengeschwüren, Nasenbluten, Durchfall, Verstopfung, Verspannungen, allgemeiner Infektanfälligkeit und anderem mehr.
Auch das, was die Psychologen als »Verhaltensauffälligkeiten« bezeichnen, mit denen Kinder ihre innere Not signalisieren, ist durch unbewältigte Ängste verursacht, so etwa Schlafstörungen, nächtliches Einnässen, manche Eßprobleme, Nervosität, Stottern, Kontaktstörungen, die Unfähigkeit zu spielen, Konzentrations- oder Lernschwierigkeiten in der Schule, auch Lügen, Stehlen, Schule schwänzen und die Aggressionen mancher heranwachsender Jugendlicher.

Wovor haben Kinder Angst?

Abgesehen von vereinzelten seelischen Schockerlebnissen, die, wenn unverarbeitet, noch lange Zeit beim Kind wirken und körperliche oder seelische Beschwerden auslösen können, und abgesehen von realen Ängsten, wie denen vor Schmerzen, vor Verletzung, dem Sterben oder der Angst, die etwa ein schlechtes Gewissen macht, trifft man bei Kindern auf eine Art Urangst.

Angst, verlassen zu werden

Es ist die Angst, verlassen zu werden, nicht mehr geliebt zu werden. Diese Angst kann vor allem dann wachsen, wenn ein Kind im Baby- oder Kleinkindalter zu viel alleine gelassen wird oder alleine in seinem Zimmer schlafen muß und sich in der Dunkelheit der Nacht ungeborgen und verloren fühlt, wenn ein Geschwisterchen dazukommt und die Eltern sich überwiegend ihm zuwenden, wenn sich Eltern nicht genügend um das Kind kümmern, wenn sie häufig streiten oder sich trennen.

Kinder haben ein lebensnotwendiges Bedürfnis nach Vertrauen, Geborgenheit und Liebe, nach stabilen, verläßlichen Beziehungen. Wir leben heute in einer Kultur, die diesen Bedürfnisse oft nicht gerecht wird: Die Scheidungsrate steigt, die Berufstätigkeit beider Eltern ist üblich – oft auch notwendig. Außerdem fühlen sich Väter und Mütter durch die Doppelbelastung von Beruf und Kindererziehung zunehmend überfordert. So bleiben viele Kinder inmitten des materiellen Wohlstands zu viel sich selbst überlassen, werden viele Probleme auf dem Rücken der Kinder ausgetragen, dem schwächsten Glied der Kette. Es passiert einfach so, ohne daß dies jemand will, aber auch ohne daß die Probleme der Kinder wirklich ernst genommen würden.

Die Kinder kommen oft zu kurz

Manche Kinder fühlen sich in ihrer kleinen familiären, aber auch durch die »große« Welt überfordert. Untersuchungen haben ergeben, daß zunehmend mehr Kinder unter Lebens- oder Zukunftsängsten leiden: wachsender Leistungsdruck in der Schule, von ehrgeizigen Eltern häufig gefördert; Angst vor dem Sterben der Natur, der Tiere, der Menschen; Angst vor Vergiftung der Nahrung, der Luft und der Umwelt; Angst vor Atomkrieg, Waffen, Atomkraftwerken oder Ozonloch. – Bei alldem erleben sich die Kinder zwangsläufig ohnmächtig der Gewalt der Verhältnisse ausgeliefert. Ohnmacht und Überforderung aber bewirken Streß und Angst, Gewalt oder Depression. Dazu kommt, daß eine zunehmend künstliche Welt mit künstlichen Erlebnissen aus Fernsehen und Computerspielen vor allem Großstadtkinder den natürlichen Lebensbedingungen entfremdet und ihr Lebens- und Ich-Gefühl »verdreht«.

Ohnmacht und Überforderung

Wir sind die Vorbilder

Wie können wir unseren Kindern bei der Bewältigung ihrer Angst helfen? Kinder lernen durch Nachahmen. Das bedeutet, wir müssen bei uns selbst beginnen.

Auch Erwachsene tragen eine Vielzahl unbewältigter Ängste mit sich herum – Kinder und Erwachsene sind also gleichermaßen Betroffene. Ein angstfreies Klima in der Familie können wir schaffen, wenn wir offen miteinander umgehen: Wenn wir lernen, das Gefühl der Angst in uns selbst zu akzeptieren, können wir es auch bei unseren Kindern annehmen. Wenn wir lernen, angstvolle Gefühle zur Sprache zu bringen, anstatt sie zu verdrängen, zeigen wir unseren Kindern, daß auch Angst natürlich ist und daß man darüber sprechen kann, ohne dafür ausge-

Über Angst kann man sprechen

lacht oder beschimpft zu werden. Wenn wir also lernen, den eigenen Gefühlen zu vertrauen und sie anderen anzuvertrauen, leben wir unseren Kindern Vertrauen vor und geben es an sie weiter, ebenso wie Liebe, Geborgenheit und Verläßlichkeit – Grundbedürfnisse, die wir einem Kind erfüllen müssen, damit es körperlich und seelisch gesund heranwachsen kann.

Liebe und Geborgenheit

Homöopathische Hilfe

Manche Kinder leiden jedoch so stark unter Ängsten oder die Angst hat sich soweit verfestigt, daß sie – trotz aller Bemühungen der Eltern – fachmännische Hilfe brauchen.

Seelische Beschwerden oder gar Krankheiten werden in unserer Gesellschaft allerdings noch nicht im gleichen Maß als natürlich und selbstverständlich akzeptiert wie körperliche Erkrankungen. Warum aber sollte die Seele nicht ebenso krank werden können wie der Körper? Die uralte, in den letzten Jahren wieder zu neuem Leben erwachte Erkenntnis, daß körperliche Krankheiten Ausdruck eines seelischen Kummers sein können, setzt deutliche Zeichen.

So fühlen sich Eltern, deren Kind an seelischen Beschwerden leidet, häufig zum Vertuschen, Beschönigen, Beschwichtigen gezwungen, oder sie deuten es als Zeichen eigenen Versagens ihrer Erziehung und schämen sich, damit »nach außen« zu gehen. Das aber hilft dem Kind nicht.

Auch die zunehmende Verschreibung von Medikamenten zur Förderung der Konzentration, von Beruhigungs- oder Schlaftabletten oder gar Psychopharmaka für »(schul-)gestreßte« oder »verhaltensauffällige« Kinder bietet auf keinen Fall eine Lösung.

Wichtig

Eine Konstitutionsbehandlung (Seite 9) dagegen kann vielen Ängsten und auch anderen seelischen Beschwerden den Boden entziehen, denn körperliche und seelische Beschwerden werden immer ganzheitlich berücksichtigt. Das richtig gewählte homöopathische Mittel kann das Kind von innen her gesunden lassen; es wird stabiler, selbstsicherer und damit weniger angreifbar in Situationen, die ihm vorher Angst gemacht haben.

Da alle tieferen seelischen Beschwerden nur von einem Fachmann behandelt werden können, sollten Sie sich an einen erfahrenen Homöopathen wenden. Vielleicht wird er Ihnen zusätzliche familien- oder psychotherapeutische Hilfe empfehlen.

Die passenden homöopathischen Mittel

Für eindeutige akute Angstzustände, die ein Kind kurzzeitig durcheinanderbringen können, nenne ich Ihnen Mittel, die ihm helfen können, sein inneres Gleichgewicht wiederzufinden.

Aconitum D6 Ihr Kind schreit wie am Spieß und ist durch nichts zu beruhigen. Panische Angst, sogar Todesangst. Äußerst unruhig, heftiges Herzklopfen. Panische Angst vor dem (Zahn-)Arzt. Nach einem seelischen Schock. So schnell, wie die Angst gekommen ist, so schnell vergeht sie nach diesem Mittel auch wieder.
Dosierung: 2mal je 5 Globuli im Abstand von fünf Minuten. Danach muß eine spürbare Besserung eintreten. Weiter nach Bedarf bis zu 3mal täglich je 5 Globuli.

Ignatia D12 Im allgemeinen ist Ihr Kind empfindlich, leicht erregbar und launisch, seine ängstliche Einbildungskraft ist sehr ausgeprägt. Bekommt es Angst, wird es blaß und wirkt leicht verwirrt und »ängstlich auf der Hut«. Sein ganzer Körper ist angespannt und verkrampft. Die Angst sitzt ihm wie ein »Kloß« in Brust oder Hals, oder es fühlt dort einen Druck, so daß ihm vielleicht nach Würgen zumute ist. Dennoch verbirgt Ihr Kind seine Angst hinter scheinbar rauhem, herausforderndem Verhalten, während es seine wahren Gefühle für sich behält. Nach einer Weile wird der Druck jedoch so stark, daß er sich in hysterischem Schreien oder Schluchzen Bahn bricht. Typisch für Ihr Kind ist, daß seine Angst sich in körperlichen Beschwerden äußert, etwa durch Kopfschmerzen, Bauchschmerzen, Schlaflosigkeit, Eßproblemen, oder es klagt über Taubheits- oder Lähmungsgefühle. Manchmal zeigt sich eine besonders große Angst vor Ärzten, vor allem vor Zahnärzten.
Dosierung: 2mal je 5 Globuli im Abstand von fünf Minuten. Danach muß eine spürbare Besserung eintreten. Weiter nach Bedarf bis zu 3mal täglich je 5 Globuli.

Pulsatilla D12 Sie kennen Ihr Kind als sehr wechselhaft: mal himmelhoch jauchzend, mal zu Tode betrübt. Es ist weich, anschmiegsam, voll guten Willens, aber auch wild und »unbezähmbar«, wenn es in seinem Element ist. Wird es verunsichert – durch fremde Menschen, eine fremde Umgebung oder eine Krankheit –, reagiert es ängstlich und schüchtern und

Die passenden homöopathischen Mittel

sucht Ihren Schutz. Ihr Kind kann sich zutiefst verloren oder verlassen vorkommen und versichert sich daher ständig des wohlwollenden Kontakts anderer Menschen, wobei ihm sein Charme und Liebreiz helfen. Es fehlt ihm an Selbstbewußtsein, deshalb glaubt es auch, einer Aufgabe nicht gewachsen zu sein, und gibt viel zu schnell auf. Dabei fällt Ihnen seine quengelnde Weinerlichkeit auf, wie es überhaupt nahe am Wasser gebaut ist. Auch kann es der »Angsthase« schlechthin sein: Angst kann das Wesen Ihres Kindes vielfältig verändern und »verbiegen«, läßt es eifersüchtig werden, lügen oder stehlen. Es wird immer abweisender und reizbarer in seinem Benehmen. Fehlen ihm Liebe und Aufmerksamkeit, versucht es sie unbewußt durch Kranksein zu erzwingen. Egal, an welcher akuten Angst Ihr Kind gerade leidet – wenn Sie Ihr Kind in dieser Beschreibung wiederfinden, ist dies das richtige Mittel.
Dosierung: 2mal je 5 Globuli im Abstand von 30 Minuten, dann zwei Stunden abwarten. Weiter nach Bedarf bis zu 3mal täglich je 5 Globuli.

Gelsemium D12 Vor Angst zittert Ihr Kind am ganzen Körper. Es will liegen, fühlt sich schwach und wirkt benommen. Es bekommt Durchfall und/oder muß ständig Wasser lassen, wenn es von seiner Angst überwältigt wird. Das geschieht bei allem Neuen, mit dem Ihr Kind konfrontiert ist, sei es ein Besuch, eine Reise, ein (Zahn-)Arztbesuch, ein Gedicht vortragen oder die Prüfungsangst vor einer Klassenarbeit. In solchen Situationen fühlt es sich so »dumm« im Kopf, daß es kaum vernünftig sprechen kann oder einen völligen »Blackout« hat. Schon der Gedanke an das Unangenehme kann die Beschwerden auslösen.
Dosierung: Bei akuten Angstzuständen: Anfangs mehrere Male je 5 Globuli im Abstand von 15 Minuten, dann weiter nach Bedarf. – *Zur Vorbeugung* (zum Beispiel vor einer Prüfung): Fünf Tage vorher je 1mal täglich 5 Globuli. – *Unmittelbar vor dem Ereignis:* wie bei akuten Angstzuständen.

Chamomilla D12 Ihr Kind reagiert eher ängstlich, ist überempfindlich und unruhig. Auch seine Reizbarkeit und die schlechte Laune, wenn ihm etwas nicht paßt, kennen Sie gut. Dann kann es boshaft und unausstehlich werden. Bei Angst gerät es außer sich, es wird von ungewöhnlicher Unruhe gepackt und weint jämmerlich. Es kann nicht die geringste Beeinträchtigung ertragen und

Die passenden homöopathischen Mittel

Sie können ihm nichts recht machen. Manche Angstanfälle kommen nachts im Bett, dabei ist ihm heiß und es schwitzt. Während dieser Mischung aus Angst und nicht zu besänftigender, jämmerlicher Reizbarkeit kann eine Wange rot und warm, die andere blaß und kalt sein. Ihr Kind hat enorme Angst vor Schmerzen, daher auch vor einem Arzt- oder Zahnarztbesuch.
Dosierung: Anfangs mehrere Male je 5 Globuli im Abstand von 15 Minuten, dann weiter nach Bedarf. Eine Besserung muß nach der zweiten Gabe sichtbar sein.

Borax D12 Ihr Kind ist leicht erregbar, ängstlich und überempfindlich. Bei jeder Art von Abwärtsbewegung oder bei Auf- und Abwärtsbewegungen bekommt es entsetzliche Angst. Deshalb mag es auch nicht geschaukelt werden, nicht »Hoppe Reiter« spielen und nicht mit dem Bus oder Schiff fahren. Ebenso hat Ihr Kind Angst im Flugzeug oder in der Seilbahn. Nachts wacht es manchmal mit schrecklicher Angst auf, schon das geringste Geräusch kann es erschrecken.
Dosierung: Zur Vorbeugung (zum Beispiel vor einer Reise): Fünf Tage vorher je 1mal täglich 5 Globuli. – *Im akuten Fall:* Mehrere Male je 5 Globuli im Abstand von fünf Minuten. Eine Besserung muß nach der zweiten Gabe sichtbar sein.

Heimweh

Das Selbstwertgefühl stärken

Unter Heimweh leiden vor allem Kinder, die noch die schützende Umgebung ihres Zuhause mit Mutter, Vater, Geschwistern und Freunden brauchen. Durch Kummer, Angst, Schlaflosigkeit, Quengeln, Weinerlichkeit, Appetitlosigkeit oder allgemeine Verweigerung drückt sich ihr Heimweh aus. Mit Hilfe des passenden homöopathischen Mittels kann sich das Selbstwertgefühl des Kindes stabilisieren, und es kann sich der neuen Umgebung, neuen Menschen und neuen Abenteuern positiv zuwenden.

Die passenden homöopathischen Mittel

Dosierung für alle folgenden Mittel:
Zur Vorbeugung: Fünf Tage vorher 3mal täglich je 5 Globuli (D6-Potenzen) oder 1mal täglich 5 Globuli (D12-Potenzen).

Im akuten Fall: 2mal je 5 Globuli im Abstand von 30 Minuten. Dann zwei Stunden abwarten. Weiter bei Bedarf bis zu 3mal täglich je 5 Globuli.

Die passenden homöopathischen Mittel

Capsicum D6 Ihr Kind leidet unter schlimmstem Heimweh. Es ist zutiefst traurig, wirkt benommen und wie in einer anderen Welt. Es kann nicht schlafen und hat auffallend rote Wangen. Gleichzeitig kann auch leichtes Halsweh auftreten. Ihr Kind neigt zu Übergewicht, es wirkt leicht pummelig.

Ignatia D12 Im allgemeinen ist Ihr Kind überempfindlich, leicht erregbar und schnell beleidigt, manchmal romantisch-überschwenglich, launenhaft und unbeständig in seinen Gefühlen. Jetzt, da es Heimweh hat, zieht es sich mit seinem Kummer zurück, verbirgt seine Empfindlichkeit hinter einer rauhen Schale. Dabei verkrampft es sich und wirkt sehr angespannt, bis sich sein Leidensdruck schließlich durch hysterisches Schluchzen Luft macht. Ein Kloßgefühl im Hals oder Druck auf der Brust sind Zeichen seiner Angst. Ihr Kind weiß selbst nicht, wie ihm zumute ist, denn eigentlich verreist es gerne und fühlt sich wohl, wenn es neue Eindrücke sammeln kann. Jetzt können seine widersprüchlichen Gefühle es selbst, aber auch andere sehr verwirren.

Mercurius solubilis D12 Auf alle Veränderungen in seiner Umgebung reagiert Ihr sensibles Kind empfindlich. Seine intensive Gefühlswelt gibt es nur selten preis, seine vorsichtige, mißtrauisch-skeptisch abwartende Haltung kann es erst dann aufgeben, wenn es sich tief im Innern verstanden fühlt. Sein sicheres Zuhause bedeuten ihm schützende Wände, weshalb es schon nach wenigen Tagen wieder dorthin zurück will. Immer wieder brechen seine verborgenen Gefühle unerwartet und impulsiv hervor. Viele seiner Beschwerden sind nachts schlimmer, auch das Heimweh ist in der Nacht am stärksten, es kann nicht schlafen, ist unruhig.
Begleitende Symptome können sein: Nächtlicher, klebriger Schweiß, Speichelfluß, der das Kopfkisssen feucht macht, und Mundgeruch. Das Kind wirkt ernst und ist blaß.

Acidum phosphoricum D6 Ihr Kind wird vom Heimweh niedergedrückt. Es hat keinen Appetit mehr, wirkt apathisch und will in Ruhe gelassen werden. Es liegt nur noch herum und will Fernsehen schauen. Den zeitweiligen Verlust seiner Eltern, Geschwister oder anderer geliebter Menschen oder Tiere kann es nicht verwinden. Das einzige, was es noch zu sich nehmen mag, sind Obst, Fruchtsäfte oder ähnlich Erfrischendes.

Eifersucht

Ein häufiges Problem unter Geschwistern, aber auch unter Freunden, ist die Eifersucht. Der Grund für Eifersucht ist das Gefühl, nicht genug zu bekommen, nicht genug Süßigkeiten oder Spielsachen, nicht genug Aufmerksamkeit und Liebe. Dem Kind mangelt es also an Selbstsicherheit, aus der heraus es sich leichter mit anderen teilen läßt. Was aber fehlt ihm, daß es Angst haben muß, nicht der erste, der beste, der am meisten Geliebte zu sein? Mit dieser Frage wird deutlich, daß eine homöopathische Arznei zwar das Selbstwertgegühl des Kindes stärken, nicht aber die Ursache für die Eifersucht beheben kann.

Wichtig Manchmal ist es auch das Wesen des Kindes, etwa eine charakteristische Ängstlichkeit, das seinen Hang zur Eifersucht erklärt. Dann empfiehlt sich eine Konstitutionsbehandlung (Seite 9), damit es von innen heraus mehr Zuversicht und Selbstsicherheit entwickeln kann.

Die passenden homöopathischen Mittel

Dosierung für alle folgenden Mittel: 1mal täglich 5 Globuli, zwei Wochen lang. Danach sollte eine Besserung sichtbar sein. Bei Bedarf die Behandlung um weitere zwei Wochen fortsetzen.

Lachesis D12 Sie haben ein neugieriges Kind, das ständig Fragen stellt, dauernd erzählt oder singt. Es braucht viel Aufmerksamkeit und steht gern im Mittelpunkt. Es kann aber auch schüchtern wirken und dabei aus Frustration sehr zänkisch und streitsüchtig sein. Seine herausragende Eigenschaft ist der Neid auf alles und jeden. Mit Argusaugen wacht es darüber, nicht zu kurz zu kommen. Ihr Kind ist sehr besitzergreifend und am liebsten bei den Menschen, die ihm ihre volle Aufmerksam-

Die passenden homöopathischen Mittel

keit schenken. Wenn etwa Freunde anstatt mit ihm auch einmal mit anderen spielen, wird es sofort eifersüchtig. Schlimm wird es, wenn ein weiteres Kind in die Familie geboren wird. Ihr Kind reagiert darauf mit extremer Eifersucht, es macht ständig Szenen und beschwert sich, zu kurz zu kommen. Mit seinen Wutanfällen kann es den Familienfrieden unerträglich belasten.

Pulsatilla D12 Seitdem Ihr Kind weiß, daß es ein Geschwisterchen bekommt, reagiert es darauf mit Eifersucht. Mehr und mehr empfindet es den runder werdenden Bauch der Mutter als Bedrohung. In seinem Selbstbewußtsein so leicht verletzbar, wähnt sich Ihr Kind bereits von Ihnen verlassen und mutterseelenallein auf der Welt. Es haßt dieses neue »Etwas«, schlägt vielleicht sogar auf den Bauch der schwangeren Mutter ein. Gleichzeitig entwickelt es sich zurück in ein Stadium, als es selbst noch Baby war, redet die Babysprache und macht wieder das Bett naß. Ihr in »guten Tagen« sanftes, anhängliches Kind, das gerne und viel schmust, weint jetzt wegen jeder Kleinigkeit, reagiert störrisch, »zickig« und wird sehr launisch.

Nux vomica D12 Ihr ehrgeiziges Kind, das großen Wert auf seine schulischen und sportlichen Erfolge legt, ist schnell gereizt. Es fällt ihm äußerst schwer, einen Fehler zuzugeben oder einzugestehen, daß es im Unrecht war. Wenn es verliert, wird es sehr ärgerlich, es kann einfach nicht ertragen, daß andere besser sein könnten. Hat es das Gefühl, andere würden gar bevorzugt, wird es eifersüchtig und reagiert gereizt und wütend. Dann wird es heftig, grob und ausfallend oder verteilt Schläge. Sein Ärger schlägt Ihrem Kind schnell auf den Magen, so daß es häufig unter Magenschmerzen leidet.

Dosierungsvorschrift Seite 108

Schulangst, Lampenfieber

Vor besonderen Ereignissen etwas aufgeregt zu sein, ist völlig normal. Nur die wenigsten Kinder bleiben ruhig und gelassen, wenn sie ein Gedicht aufsagen, eine Klassenarbeit schreiben, an einem wichtigen Sportwettkampf oder an einer Schulaufführung teilnehmen sollen. In diesen Situationen läßt die Aufregung den Adrenalinspiegel im Blut ansteigen und kann sogar zu besonderen Leistungen befähigen. Nimmt die Angst jedoch überhand, gelingen die Aufgaben plötzlich kaum oder gar nicht mehr und/oder das Kind wird vor Angst und Aufregung krank.

Wichtig

Manche Kinder leiden so sehr unter Lampenfieber oder haben schon eine so große Angst vor der Schule entwickelt, daß sich eine Konstitutionsbehandlung empfiehlt, um ihr Selbstvertrauen zu stärken (Seite 9).

Die passenden homöopathischen Mittel

Dosierung für alle folgenden Mittel: 1mal täglich 5 Globuli, zwei Wochen lang. Danach sollte eine Besserung sichtbar sein. Bei Bedarf die Behandlung um weitere zwei Wochen fortsetzen.
Im akuten Fall (etwa vor einer Prüfung): Mehrere Male je 5 Globuli im Abstand von 30 Minuten.

Argentum nitricum D12 Ihr extrovertiertes Kind ist leicht beeinflußbar und handelt gern impulsiv. Es hat Angst, zu spät zu kommen, deshalb fühlt es sich besser, wenn es schon früh am Morgen die Wohnung verläßt. Überhaupt scheint es immer in Eile zu sein, selten kann es etwas ruhig und entspannt tun. Ihr Kind sucht ständig nach einer Beschäftigung und kann nur schwer alleine sein. Es idealisiert andere Kinder und glaubt, daß »alle anderen« immer alles können und »alle anderen« besser sind. Vor einer Prüfung ist es äußerst angespannt und nervös, es leidet sehr unter seinem Lampenfieber. Dabei können Harndrang und Durchfall auftreten.

Gelsemium D12 Schon die gedankliche Vorwegnahme eines zukünftigen Ereignisses kann die Beschwerden auslösen: Wegen der kommenden Klassenarbeit oder Prüfung, eines bevorstehenden Besuchs oder einer Reise zittert Ihr Kind vor Angst am ganzen Körper. Es legt sich hin, weil es sich so schwach fühlt. Vor lauter Angst bekommt es Durchfall oder muß ständig Wasser lassen. Es wirkt benommen und bringt kaum zwei Sätze heraus, oder aber es klagt, plötzlich gar nichts mehr zu wissen.

Lycopodium D12 Auf eine fremde Umgebung reagiert Ihr wenig selbstbewußtes Kind scheu und ängstlich; überhaupt begegnet es allem Neuen mit ängstlicher Besorgtheit. Dabei fällt seine skeptisch gerunzelte Stirn auf. Ihr Kind hat Angst, alleine zu sein. Wenn es in den Kindergarten oder in die Schule kommt, macht ihm das anfangs große Schwierigkeiten. Es erwartet geradezu, daß etwas schiefgehen oder etwas Schlimmes passieren könnte. Sein Lampenfieber, seine Schulangst rühren daher, daß es Angst hat, sich in irgendeiner Weise zu blamieren, und deshalb immer versucht, einen möglichst guten Eindruck zu hinterlassen. Auf diese Weise möchte es seine Gefühle von innerer Schwäche und Unzulänglichkeit verbergen. Nur in der Sicherheit seiner eigenen vier Wände oder bei jüngeren Spielkameraden kann Ihr Kind plötzlich sehr bestimmend werden. Dann neigt es dazu, mit seinem tyrannnischen Verhalten jene zu drangsalieren, die sich das gefallen lassen – so etwa auch Eltern, die dann vielleicht zu nachgiebig sind. Ihr Kind leidet häufig an Verdauungsstörungen mit Blähungen und einem aufgetriebenem Bauch.

Dosierungsvorschrift Seite 110

Schulkopfschmerz, Schulmüdigkeit

Seelische Ursachen

Wenn ein Kind in der Schule immer wieder über Kopfschmerzen klagt oder es durch Schule und Hausarbeiten ungewöhnlich erschöpft wirkt, sollte es dem Kinderarzt vorgestellt werden. Ist keine organische Ursache auszumachen, kommen seelische Ursachen in Betracht (Ängste, Überforderung, traumatische Erlebnisse). Dann empfehle ich neben dem Gespräch mit dem Schulpsychologen eine Konstitutionsbehandlung (Seite 9), um möglichen tieferliegenden Problemen entgegenzuwirken.

Die passenden homöopathischen Mittel

Dosierung für alle folgenden Mittel: 3mal täglich je 5 Globuli (D6-Potenzen), 1mal täglich 5 Globuli (D12-Potenzen), zwei Wochen lang. Danach sollte eine Besserung sichtbar sein. Bei Bedarf die Behandlung um weitere zwei Wochen fortsetzen.

Calcium phosphoricum D6 Ihr Kind ist ruhelos, unkonzentriert und will nicht lernen. Es verlangt nach allem möglichen, ohne jemals zufrieden zu sein, statt dessen wirkt es ständig gelangweilt. Es ist dem Schulstreß nicht gewachsen und reagiert darauf mit Kopf- und Bauchschmerzen. Daraus kann sich eine

Die passenden homöopathischen Mittel

regelrechte Phobie vor der Schule entwickeln. Ihr Kind mag besonders gerne salzigen Aufschnitt wie Salami, Schinken oder Geräuchertes. Es kann auch deutlich an Wachstumsschmerzen leiden.

Kalium phosphoricum D6 Wenn die Anforderungen der Schule wachsen, fühlt sich Ihr Kind zunehmend körperlich und seelisch erschöpft und niedergeschlagen. Nach einem anstrengenden Vormittag kommt es mit Kopfschmerzen nach Hause. Dann ist es mürrisch, reizbar und will in Ruhe gelassen werden. Ihr Kind ist im allgemeinen nervös, ruhelos, zappelig und überempfindlich. Es verlangt nach eiskalten Getränken.

Pulsatilla D12 Vor allem wegen der schlechten Luft im Klassenzimmer leidet Ihr Kind unter Kopfschmerzen. Zuhause spielt es am liebsten draußen und läuft selbst bei kühlem Wetter noch leicht bekleidet herum. Das Wohlbefinden Ihres Kindes ist in großem Maß davon abhängig, wie sehr es sich angenommen und aufgehoben fühlt. Andernfalls entwickelt es schnell Ängste und steht unter Streß, dem es nicht lange gewachsen ist. Diese seelische Not verlagert sich in den Körper und zeigt sich als Kopf- oder Bauchschmerzen. Bekommt Ihr Kind etwa Probleme mit einer strengen, wenig einfühlsamen Lehrerin oder hat es keine guten Freunde in der Klasse, können das die Ursachen seines Leidens sein.

Phosphorus D12 Im allgemeinen ist Ihr offenes, sensibles Kind sehr kontaktfreudig, neugierig und vertrauensvoll. Von allem leicht beeindruckt, ist es auch vielen Ängsten ausgesetzt, vor allem der Angst, alleine zu sein. So sucht es ständig Gesellschaft und fürchtet sich nachts alleine im dunklen Zimmer. Zum Einschlafen müssen Vater oder Mutter neben ihm sitzen und seine Hand halten, auch ein Nachtlicht braucht es. Ihr Kind ist sehr aktiv und verausgabt sich schnell, dadurch kann es zu Erschöpfungszuständen, Infektanfälligkeit und Kopfschmerzen kommen. Es hat häufig Nasenbluten, blaue Flecken und Bronchitis.

Dosierungsvorschrift Seite 111

Weitere häufige Beschwerden

Bettnässen

Bis zum Ende des dritten Lebensjahrs haben die meisten Kinder gelernt, Blase und Darm so zu kontrollieren, daß sie auch nachts trocken und sauber sind. Manche entwickeln diese Fähigkeit etwas schneller, andere brauchen dafür ein bißchen länger. Wenn ein Kind vom vierten Lebensjahr an allerdings noch regelmäßig Hose oder Bett naßmacht, oder wenn es wieder damit beginnt, nachdem es schon einige Zeit trocken war, gilt es, die Gründe dafür herauszufinden. Zunächst sollten durch eine kinderärztliche Untersuchung körperliche Ursachen ausgeschlossen werden, etwa eine akute oder chronische Blasenentzündung (Seite 115), eine angeborene Fehlbildung der Harnwege oder ein Diabetes (Zuckerkrankheit).

Oft seelisch bedingt

Weit häufiger allerdings ist Bettnässen seelisch bedingt. Wenn das Kind auch nach dem vierten Geburtstag weiter nachts das Bett naßmacht, kann dies an einer zu strengen und ehrgeizigen Sauberkeitserziehung liegen, die es überfordert und so unter Druck setzt, daß es diesen Druck in der Nacht loswerden muß.

Näßt das Kind erneut ein, nachdem es bereits trocken war, ist dies meist ein »seelischer Notruf« in Situationen, die es nicht bewältigen kann, etwa wenn in der Familie häufig gestritten wird, es in den Kindergarten oder in die Schule kommt oder ein Geschwister geboren wird.

Wichtig

Wenn Sie merken, daß das nächtliche Einnässen für Ihr Kind wie auch für die Familie zu einem Problem wird, das Sie selbst nicht lösen können, ist es sinnvoll, einen Homöopathen aufzusuchen. Mit einer Konstitutionsbehandlung kann er helfen, das seelische Gleichgewicht Ihres Kindes wieder herzustellen (Seite 9).

Bindehautentzündung (Konjunktivitis)

Eine Entzündung der Augenbindehaut kann verschiedene Ursachen haben – entweder äußere Einwirkungen wie Zugluft, Wind, Sonne, Wasser, eine Augenverletzung oder Infektionen mit Bakterien oder Viren. Eine Bindehautentzündung kann auch als Begleiterscheinung einer Erkältungskrankheit (Seite 25) oder bei Masern (Seite 47) auftreten, ebenso bei Verletzungen am Auge.

Beschwerden Anfangs hat das Kind häufig Juckreiz oder das Gefühl, als habe es Sand im Auge; das Auge rötet sich bald danach, schwillt an und beginnt, stark zu tränen. Häufig klagt das Kind auch über Lichtempfindlichkeit. Sind Bakterien die Auslöser, kommt es zusätzlich zu eitrigen Absonderungen aus dem Auge.

Wichtig Wenn Ihr Kind häufig oder chronisch an Bindehautentzündung leidet, empfiehlt sich eine Konstitutionsbehandlung (Seite 9).

Keine Selbstbehandlung Suchen Sie Ihren Augenarzt/Homöopathen auf
- wenn Sie nicht ausschließen können, daß eine Verletzung Ursache für die Entzündung ist.
- wenn eine eitrige Bindehautentzündung schon einige Tage besteht.
- wenn Sie unsicher sind im Hinblick auf Schwere oder Verlauf der Krankheit.

Die passenden homöopathischen Mittel

Dosierung für Aconitum, Belladonna, Apis: 2mal je 5 Globuli im Abstand von 30 Minuten, die Wirkung zwei Stunden abwarten. Bei Besserung 2mal täglich je 5 Globuli bis zum Abklingen der Beschwerden.
Dosierung für Euphrasia, Pulsatilla, Rhus toxicodendron: 2mal täglich je 5 Globuli, zwei Tage lang. Danach muß eine deutliche Besserung sichtbar sein. Dann 1mal täglich 5 Globuli bis zum Abklingen der Beschwerden.

Aconitum D6 Plötzlicher Beginn einer Bindehautentzündung, nachdem Ihr Kind kaltem Wind oder Zugluft ausgesetzt war; auch Sand oder Staubteilchen im Auge können die Ursache sein. Es klagt über ein trockenes, heißes Gefühl in den Augen, als ob Sand darin sei. Starke Rötung, Tränenfluß und Abneigung gegen Licht. Ihr Kind kann dabei unruhig oder ängstlich wirken.

Belladonna D6 Sehr plötzlicher und heftiger Beginn der Beschwerden, möglicherweise nach langer Sonneneinstrahlung. Hochrote Bindehaut, erweiterte Pupillen, aber kein oder nur

Die passenden homöopathischen Mittel

wenig Tränenfluß. Ihr Kind hat klopfende Schmerzen in den Augen und das Gefühl, als wären die Augen dick geschwollen und würden aus dem Kopf fallen. Sehr lichtempfindlich.

Apis D6 Hellrote, geschwollene Bindehaut und dick geschwollene Augenlider. Ihr Kind hat zunächst brennende, dann plötzlich stechende Schmerzen in den Augen und Augenhöhlen bei gleichzeitigem heißen Tränenfluß. Kalte Auflagen lindern seine Schmerzen.

Euphrasia D6 Bindehäute und Lider sind gerötet und geschwollen. Die Augen brennen und beißen, deshalb muß Ihr Kind auch dauernd blinzeln. Es sieht verschwommen und ist sehr lichtempfindlich, möchte eine Sonnenbrille tragen oder im dunklen Zimmer sein. Reichlich wundmachendes eitriges Sekret kann aus den Augen fließen. An der frischen Luft geht es Ihrem Kind besser.

Pulsatilla D12 Ihr Kind klagt über brennende, stechende Schmerzen und ein trockenes Gefühl in den Augen, obwohl reichlich dickes mildes gelbes Sekret fließt. Die Lider sind rot und geschwollen, morgens beim Erwachen sind sie verklebt. Ihr Kind reibt sich häufig die Augen. Im warmen Zimmer sind die Beschwerden am schlimmsten, besser dagegen an der frischen Luft. Ihr Kind ist in wechselhafter, weinerliche Stimmung.

Rhus toxicodendron D12 Nach dem Baden oder Schwimmen hat Ihr Kind eine Bindehautentzündung bekommen. Vor allem die Augenlider sind stark geschwollen und verklebt. Die Absonderungen sind schleimig-eitrig und brennen scharf. Ihr Kind möchte seine Augen der Lichtempfindlichkeit wegen fest geschlossen halten. Sobald es die Augen öffnet, fließt reichlich Sekret ab.

Dosierungsvorschrift Seite 114

Blasenentzündung (Harnwegsinfektion)

Eine Blasenentzündung entsteht, wenn Bakterien von außen über die Harnröhre in die Blase geraten und dort eine Entzündung der Schleimhaut verursachen. Mädchen sind von Harn-

wegsinfekten weit häufiger betroffen als Jungen, da ihre Harnröhre wesentlich kürzer ist, so daß Bakterien leichter bis in die Blase und die oberen Harnwege (Harnleiter, Nieren) vordringen können.
Häufige Ursache für eine Blasenentzündung ist eine Infektion mit Darmkeimen aufgrund mangelnder oder falscher Hygiene nach dem Stuhlgang. Andere Auslöser für eine Blasenentzündung sind Auskühlen der Blase durch zu dünne Kleidung, Sitzen auf kaltem Boden oder in feuchtem Gras, kalte Füße oder Baden im kalten Wasser. Bei Blasenentzündungen besteht immer die Gefahr eines aufsteigenden Infekts, der bis in die Nieren reichen kann.
Aus diesem Grund wird der Kinderarzt fast immer Antibiotika verordnen. Der Einsatz dieser Medikamente ist aus homöopathischer Sicht allerdings nur dann sinnvoll, wenn das Immunsystem des Kindes aus anderen Gründen bereits so geschwächt ist, daß es aus eigener Kraft mit dem Infekt nicht mehr fertig werden kann. Bei einem sonst gesunden Kind sind dagegen die Selbstheilungskräfte meist so aktiv, daß es einen Blaseninfekt mit Hilfe des richtigen homöopathischen Mittels problemlos überwinden kann.

Wichtig

Wenn Ihr Kind mehrmals im Jahr an einem Harnwegsinfekt erkrankt, sollten Sie es vom Arzt auf eine Fehlbildung der Harnwege untersuchen lassen. Eine Konstitutionsbehandlung (Seite 9) kann die Immunkräfte Ihres Kindes stärken und so einer anlagebedingten Blasenschwäche entgegenwirken.

Beschwerden

Bei Babys und Kleinkindern sind die Beschwerden oft nicht deutlich zu erkennen: Sie sehen krank aus, bekommen Fieber, müssen erbrechen und haben Bauchschmerzen.
Kinder von drei bis vier Jahren an klagen über ein Druckgefühl in der Blase, brennende oder krampfartige Schmerzen beim und nach dem Wasserlassen. Sie müssen häufig zur Toilette, wobei aber meist nur wenige Tropfen Urin kommen. War das Kind vor der Infektion schon »trocken«, kann es jetzt nachts wieder einnässen.

Mögliche Komplikationen

Wenn Fieber, Schüttelfrost, Rückenschmerzen (in der Nierengegend) oder Bauchkrämpfe hinzukommen, hat die Infektion auch die Harnleiter und Nieren erreicht und dort eine Entzündung verursacht.

Begleitende Hilfen

- Da Harnwegsinfekte nicht selten Folge einer Infektion mit Darmkeimen sind, ist es wichtig, daß Ihr Kind frühzeitig lernt, wie es sich nach jedem Stuhlgang richtig säubert. Zeigen Sie ihm, daß es sich den Po immer von vorne nach hinten abputzen muß.
- Halten Sie Ihr Kind möglichst ruhig und warm.
- Eine Wärmflasche kann die Beschwerden erleichtern. Fragen Sie Ihr Kind, ob ihm Wärme angenehm ist.
- Lassen Sie Ihr Kind reichlich trinken, damit die Harnwege gut durchgespült werden – mindestens zwei Liter Flüssigkeit täglich sollten es sein (zum Beispiel Heilwasser oder harntreibende Blasentees aus der Apotheke).

Keine Selbstbehandlung

Rufen Sie umgehend Ihren Kinderarzt/Homöopathen

- wenn Ihr Kind jünger als drei Jahre ist. Bis zu diesem Alter kann Ihr Kind seine Beschwerden noch nicht genau beschreiben. Dann besteht die Gefahr, daß Symptome falsch gedeutet oder zu spät erkannt werden.
- wenn Ihr Kind zusätzlich zu den Beschwerden Fieber, Schüttelfrost, Rückenschmerzen oder Bauchkrämpfe bekommt (Verdacht auf Nierenentzündung).
- wenn Sie unsicher sind im Hinblick auf Schwere oder Verlauf der Krankheit.

Die passenden homöopathischen Mittel

Dosierung für alle folgenden Mittel: 2mal je 5 Globuli im Abstand von 30 Minuten, die Wirkung zwei Stunden abwarten. Bei Besserung 2mal täglich je 5 Globuli bis zum Abklingen der Beschwerden.

Aconitum D6 Dieses Mittel ist am Beginn einer Blasenentzündung sehr wirksam, wenn sich die Beschwerden sehr schnell entwickelt haben. Ihr Kind hat starke Schmerzen, es greift sich an die Genitalien und schreit. Unter Schmerzen kann es nur sehr wenig Urin lassen. Ihrem Kind ist heiß, eventuell hat es leichtes Fieber. Es ist sehr durstig auf kaltes Wasser und macht einen ungewohnt unruhigen oder ängstlichen Eindruck.

Sarsaparilla D6 Ihr Kind hat brennende Schmerzen in der Harnröhre, die vor allem am Ende des Wasserlassens sehr

Die passenden homöopathischen Mittel

stark sind. Dabei gehen entweder jedesmal große Mengen Harn ab oder es kommen nur wenige Tröpfchen. Ihr Kind ist seiner Schmerzen wegen ziemlich niedergeschlagen und weinerlich, schon Kleinigkeiten regen es auf. Es weint, bevor es auf die Toilette muß.
Das wichtigste Mittel bei Blasenentzündung. Hat Ihr Kind außer Schmerzen keine anderen Symptome, beginnen Sie die Behandlung mit diesem Mittel.

Cantharis D6 Ihr Kind klagt über heftige brennende oder schneidende Schmerzen in der Blase vor und nach dem Wasserlassen, vor allem aber währenddessen. Es muß dauernd auf die Toilette, dabei kommen aber nur wenige Tropfen Urin. Auch unwillkürlicher Harnabgang ist möglich. Ihr Kind ist reizbar und von ängstlicher Unruhe getrieben, die es zum ständigen Umherlaufen zwingt. Es verträgt jetzt keine Wärme und sucht instinktiv nach Abkühlung.

Nux vomica D12 Ihr Kind hat ständig ein schmerzhaftes Völlegefühl in der Blase und klagt über krampfartige Schmerzen. Obwohl es das Gefühl hat, seine Blase sei zum Platzen voll, kommen immer nur wenige Tröpfchen, wenn es auf der Toilette ist. Die brennenden Schmerzen in der Harnröhre treten vor allem beim Wasserlassen auf. Ihr Kind verlangt nach einer Wärmflasche oder einem warmen Bad, weil dies seine Schmerzen lindert. Es ist ausgesprochen fröstelig und sehr ungehalten wegen seiner Beschwerden.

Pulsatilla D12 Kalte Füße oder eine Erkältung sind der Auslöser für die Beschwerden Ihres Kindes. Es muß häufig zur Toilette, hat beim Wasserlassen brennende Schmerzen und auch danach krampfartige Schmerzen in der Blase. Nachts oder beim Lachen, Husten oder Niesen verliert es unwillkürlich Urin. Obwohl es jetzt eigentlich viel trinken sollte, hat Ihr Kind fast gar keinen Durst. Es ist in wechselhafter, weinerlicher Stimmung und braucht viel Zuwendung.

Dulcamara D6 Durch Kälte und Nässe, oder nachdem es auf dem kaltem Boden gesessen hat, hat sich Ihr Kind erkältet. Jetzt hat es drückende Schmerzen in Blase und Harnröhre, kann aber nur wenig Wasser lassen. Der Urin riecht übel und ist

Dosierungsvorschrift Seite 117

mit schleimigen Absonderungen vermischt. Möglicherweise hat Ihr Kind auch eiskalte Füße. Es ist ungeduldig, schlecht gelaunt und äußert seine vielen Wünsche im Befehlston. Was es eben noch haben wollte, lehnt es im nächsten Moment ab.

Migräne, Kopfschmerzen

Wußten Sie, daß heute über zehn Prozent der Kinder, dabei vor allem Mädchen, vom sechsten Lebensjahr an häufig unter immer wiederkehrenden Kopfschmerzanfällen mit Übelkeit leiden? Migräne, so heißen diese überaus quälenden Kopfschmerzen, wird bei Erwachsenen wie auch bei Kindern zu achtzig Prozent zurückgeführt auf Streß, Überforderung, unterdrückte Aggressionen und unbewältigte Konflikte in der Familie. Mit Kopfschmerzen versucht der kindliche Organismus verzweifelt, sich von inneren Belastungen oder Verkrampfungen zu befreien.

Befreiung von innerer Belastung

Bei Migräne äußern sich die Beschwerden in pochenden Kopfschmerzen, begleitet von Übelkeit, Erbrechen und Schwindel, vorübergehenden Seh- und Sprachstörungen und Kribbelgefühl in Armen oder Beinen. Manche Kinder sehen beim Schließen der Augen eigenartige Bilder. Ein solcher Schmerzanfall kann einige Stunden andauern.

Bei der Suche nach der Ursache werden seelische Konflikte leider meistens erst zuletzt in Betracht gezogen, und das betroffene Kind gerät häufig in eine Mühle von angstmachenden Untersuchungen. Auch wird es dann möglicherweise schon sehr früh an Schmerzmittel gewöhnt, die langfristig zu Gesundheitsschäden führen.

Wichtig

Eine Konstitutionstherapie bei einem Homöopathen, der im Gespräch mit Eltern und Kind auch den seelischen und familiären Ursachen auf den Grund gehen wird, ist eine vielversprechende Alternative (Seite 9).

Polypen (vergrößerte Rachenmandel)

Lymphatisches Abwehrsystem

Wie die Gaumenmandeln gehört auch die Rachenmandel zum lymphatischen Abwehrsystem des Hals-Nasen-Rachenraums. Sie besteht aus einer Ansammlung kleiner Drüsen und Lymphknötchen, die sich (chronisch) vergrößern und dadurch Beschwerden hervorrufen können. Diese Wucherung nennt man Polypen. Sie können die Belüftungsgänge vom Mittelohr zur Ohrtrompete und den Nasennebenhöhlen verschließen, was zu chronischen Nebenhöhlen- und Ohrinfektionen oder zu Hörstörungen führen kann. Durch die behinderte Nasenatmung kann das Kind nur noch durch den Mund einatmen und schnarcht beim Schlafen.
Die Frage, mit der Eltern häufig in die homöopathische Praxis kommen, lautet, ob die Operation, bei der die Polypen entfernt werden und zu der ihnen der Kinderarzt geraten hat, nicht vielleicht doch vermeidbar ist. Hier gibt es zwei Wege: Wenn die Rachenmandel schon seit einigen Jahren sehr stark geschwollen ist und das Kind aus diesem Grund erhebliche Beschwerden hat, läßt sich die Schwellung kurzfristig auch durch kein homöopathisches Mittel beheben. In diesem Fall kann eine Operation sinnvoll und notwendig sein.

Wichtig

Lassen die Eltern ihr Kind dagegen rechtzeitig konstitutionell behandeln (Seite 9), ist die Chance groß, daß sich die Polypen zurückbilden, wobei auch die Infektanfälligkeit des Kindes deutlich abnehmen wird.

Reisekrankheit

Unter »Reisekrankheit« versteht man jene Beschwerden, die durch plötzliche ungewohnte Auf- und Abwärts- oder Drehbewegungen verursacht werden, bei denen es zu »Fehlmeldungen« zwischen dem Gleichgewichtsorgan im Innenohr und dem Gehirn kommt. Der Name »Reisekrankheit« besteht deshalb, weil diese Bewegungen vor allem bei Reisen in Auto, Schiff oder Flugzeug vorkommen, doch auch Schaukeln oder Karussellfahren können die Beschwerden auslösen. Kinder reagieren auf plötzliche Bewegungen oft mit Beschwerden, weil ihr Gleichgewichtssinn noch sehr empfindlich ist.

Beschwerden Beim Fahren auf berg- oder kurvenreichen Strecken, bei plötzlichem Bremsen, starkem Wellengang oder unruhigem Flug wird dem Kind übel bis hin zum Erbrechen. Jede Bewegung ist zuviel. Schwächegefühl, Schweißausbrüche oder Frost, Schwindel und Kopfschmerzen können hinzukommen.

Begleitende Hilfen

- Vorbeugend: Vor Reiseantritt sollte Ihr Kind nicht allzu viel und keine schweren Speisen essen. Geben Sie Ihrem Kind rechtzeitig vor einer Reise ein homöopathisches Mittel (siehe unten).
- Legen Sie auf langen Autofahrten alle zwei Stunden einige Minuten Pause ein; lassen Sie Ihr Kind an der frischen Luft umherlaufen.
- Manche Kinder vertragen es nicht, beim Autofahren hinten zu sitzen. Bei ausreichender Sicherung setzen Sie ältere Kinder auf den Beifahrersitz.
- Im akuten Fall: Legen Sie Ihr Kind flach hin, wobei Sie vor allem seinen Kopf so lagern sollten, daß er möglichst wenig Erschütterungen ausgesetzt ist. Sorgen Sie für frische Luft.

Die passenden homöopathischen Mittel

Dosierung für alle folgenden Mittel:
Zur Vorbeugung: Wenn Sie die Beschwerden Ihres Kindes noch so deutlich in Erinnerung haben, daß sie genau auf eines der beschriebenen Mittelbilder passen: Drei Tage vor Reiseantritt 3mal täglich je 5 Globuli.
Im akuten Fall: 2mal je 5 Globuli im Abstand von 15 Minuten. Kommen die Beschwerden nach einigen Stunden wieder: 2mal je 5 Globuli im Abstand von 15 Minuten.

Cocculus D6 Vor allem bei Autofahrten, aber auch beim Fliegen oder bei Schiffsreisen wird Ihrem Kind so schlecht, daß es erbrechen muß. Wenn es sich hinlegt, bessert sich sein Befinden, beim Aufrichten nehmen die Beschwerden wieder zu. Auch Kopfschmerzen, Durchfall und Schwindel können auftreten.
Das wichtigste Mittel bei Reisekrankheit, sowohl vorbeugend als auch im akuten Fall.

Borax D6 Ihr Kind reagiert vor allem auf plötzliche Abwärtsbewegungen äußerst empfindlich. Wenn es noch klein ist, wird Ihnen vielleicht auffallen, daß es schon ängstlich schreit oder sich an Ihnen festhält, wenn Sie es in sein Bettchen zurücklegen möchten oder es eine Treppe hinuntertragen. Auch beim Fliegen durch »Luftlöcher«, beim steilen Abwärtsfahren mit dem Auto oder beim Auf und Ab im Bus wird Ihrem Kind schlecht bis hin zum Erbrechen.

Petroleum D6 Bei Fahrten mit dem Auto, auf dem Schiff oder im Flugzeug wird Ihrem Kind übel und schwindlig. Vor allem die Abgase aus dem Motor verträgt es nicht. Sobald es sich aufsetzt, fühlt es Schwindel im Hinterkopf. Es erbricht Galle und klagt über Sodbrennen mit saurem Aufstoßen. Trotz der Übelkeit will es essen und hat einen guten Appetit.

Tabacum D6 Beim Fahren, vor allem mit dem Schiff, hat Ihr Kind erhebliche Kreislaufbeschwerden bekommen. Es fühlt sich sehr kalt an, schwitzt, ist sehr schwach und blaß. Schon beim Öffnen der Augen wird ihm schwindlig und übel. Die geringste Bewegung verschlechtert seinen Zustand. Am auffallendsten ist, daß es nach frischer Luft verlangt und sich ständig den Bauch frei machen will.

Dosierungsvorschrift Seite 121

Zahnungsbeschwerden

Die ersten Zähne kommen meist im Alter von etwa sechs Monaten. Bei manchen Babys verursacht das Zahnen keinerlei Probleme, andere wieder leiden sehr darunter. In den folgenden zwei Jahren können, bis das Milchgebiß vollständig ist, bei jedem neuen Zahn auch immer wieder Beschwerden auftreten. Hinzu kommt, daß sich um den sechsten Lebensmonat die Funktion des Verdauungsapparates verändert. Das Baby, das bisher nur flüssige Nahrung gewohnt war, macht sich nun nach und nach mit fester Nahrung vertraut. Diese Umstellung führt häufig zu Verdauungsstörungen. Erste Zähnchen und neue Nahrung können dem Kind also sehr zu schaffen machen.

Beschwerden

Das Baby hat Schmerzen im Kiefer, sein Zahnfleisch ist geschwollen und gerötet, dazu kommen starker Speichelfluß, Durchfall, Unruhe, manchmal auch Fieber. Es steckt häufig die Fäustchen oder Gegenstände in den Mund, auf denen es herumbeißt, weint häufig, wird quengelig und mürrisch. Auch nachts weint und schreit es, schläft unruhig, wacht häufig auf.

Keine Selbstbehandlung

Rufen Sie Ihren Kinderarzt/Homöopathen
- wenn Ihr Kind während der Zahnung über mehrere Tage fiebert.
- wenn Sie nicht sicher sind, ob die Beschwerden Ihres Kindes auf die Zahnung zurückzuführen sind.

Die passenden homöopathischen Mittel

Dosierung für alle folgenden Mittel: 2mal je 5 Globuli im Abstand von 30 Minuten, die Wirkung zwei Stunden abwarten. Bei Besserung 2mal täglich je 5 Globuli bis zum Abklingen der Beschwerden.

Belladonna D6 Ihr Kind ist unruhig und erregt. Sein Gesicht ist heiß und rot, vielleicht hat es gerötete Augen und erweiterte Pupillen, seine Hände und Füße sind kalt. Plötzlich ansteigendes Fieber. Das Zahnfleisch ist dick geschwollen, intensiv gerötet und glänzt. Wenn Ihr Kind plötzlich aus dem Schlaf erwacht, wirkt es erschrocken und furchtsam. Spärliche Mengen grünlichen Durchfalls, der häufig abgeht. Kaum Durst.

Chamomilla D12 Ihr Kind ist in höchst empfindlicher und gereizter Stimmung. Vor allem nachts schreit es anhaltend und ist sehr unruhig. Nur wenn Sie es herumtragen, beruhigt es sich vorübergehend. Es hat Fieber, dabei ist eine Wange rot und heiß, die andere blaß und kalt. Heißer, wäßriger Durchfall von grüner oder gelblich-grüner Farbe, der nach verfaulten Eiern riecht und den Po wund macht. Blähungen und Bauchschmerzen können Ihrem Kind ebenfalls zu schaffen machen.

Podophyllum D6 Während der Zahnung preßt Ihr Kind immer wieder die Kiefer fest aufeinander oder steckt die Faust in den Mund. Dabei bewegt es manchmal unruhig den Kopf hin und her. Große Mengen schmerzlosen, übelriechenden Durchfalls, der sich explosionsartig und spritzend entleert; er kann wäßrig oder grünlich sein und unverdaute Nahrungsreste enthalten.

Rheum D6 Am ganzen Körper dünstet Ihr Kind einen auffallend sauren Geruch aus, der auch nach dem Baden oder Waschen bleibt. Dabei hat es sauer riechende, pastenartige Durchfälle, die einen brennenden, wunden Po verursachen. Manchmal erbricht es geronnene Milch. Vor allem nachts ist Ihr Kind weinerlich und gereizt.

Cina D6 Ihr Kind ist schlecht gelaunt, reizbar, ruhelos und kann nur schlafen, wenn Sie es hin- und herwiegen. Häufig reibt es an der Nase oder bohrt in ihr herum. Glühendrote Flecken auf den Wangen und dunkle Augenringe. Kurzzeitig kann sich der Körper krampfhaft verspannen. Weißlicher Durchfall.

Mercurius solubilis D12 Sehr starker Speichelfluß, der das Kopfkissen Ihres Kindes durchnäßt. Es riecht schlecht aus dem Mund, sein Zahnfleisch ist dunkelrot geschwollen. In der Nacht schwitzt es sehr stark am ganzen Körper. Blasses, verschwitztes Gesicht. Grünliche, wundmachende Durchfälle. Ihr Kind reagiert empfindlich auf geringste Temperatur- oder Stimmungsveränderungen und kann sehr durstig auf kalte Getränke sein.

Dosierungsvorschrift Seite 123

Zum Nachschlagen

Adressen, die weiterhelfen

Unter folgenden Adressen erhalten Sie Auskunft über Homöopathen, die nach den Methoden der klassischen Homöopathie behandeln:

Homöopathie-Forum
Organisation klassisch homöopathisch arbeitender Heilpraktiker e.V.,
Grubmühler Feldstraße 14a,
82131 Gauting bei München
Deutsche Gesellschaft für klassische Homöopathie (DGKH),
Grundtvigstraße 39,
33330 Gütersloh
Deutscher Zentralverein Homöopathischer Ärzte c/o Dr. Heinrich Kuhn,
Alte Steige 3,
72213 Altensteig

Österreich:
Ärztegesellschaft für Klassische Homöopathie,
Dr. Dietmar Payrhuber,
Griesgasse 2,
A-5020 Salzburg

Schweiz:
Verband Klassischer Homöopathen,
Postfach 625, CH 8030 Zürich
Homöopathischer Ärzteverein,
Termer Weg 21, CH 3900 Brig-Glis

Neurodermitis-Selbsthilfegruppen:
Deutscher Neurodermitiker Bund,
Mozartstraße 11,
22083 Hamburg
Bundesverband Neurodermitiskranker in Deutschland e.V.,
Sabelstraße 39,
56154 Boppard

Bücher, die weiterhelfen

Flade, Dr. med. Sigrid: *Allergien natürlich behandeln*; Gräfe und Unzer Verlag, München
Flade, Dr. med. Sigrid: *Neurodermitis natürlich behandeln*; Gräfe und Unzer Verlag, München
Flade, Dr. med. Sigrid: *Seelische Störungen natürlich behandeln*; Gräfe und Unzer Verlag, München
Rau, Josef: *Klassische Homöopathie*; W. Jopp Verlag, Wiesbaden
Stellmann, Dr. med. H. Michael/Warner, Wolfgang: *Mein Kind – die ersten sieben Jahre*; Gräfe und Unzer Verlag, München
Stumpf, Werner: *Der große GU Ratgeber Homöopathie*; Gräfe und Unzer Verlag, München
Ullman, Dana: *Homöopathie*; Scherz Verlag, Bern/München
Vithoulkas, Georgos: *Medizin der Zukunft*; Wenderoth Verlag, Kassel
Vithoulkas, Georgos: *Die wissenschaftliche Medizin*; Burgdorf Verlag, Göttingen
Zur Linden, Dr. med. Volker/zur Linden, Helga: *Immunsystem natürlich stärken*; Gräfe und Unzer Verlag, München

Sachregister

Redaktion: Doris Schimmelpfennig-Funke
Lektorat: Christine Pfützner
Layout und Umschlaggestaltung: Heinz Kraxenberger
Herstellung: Bücher Werkstatt Irmgard von Ertzdorff
Satz: Typodata, München
Druck: Grafedit, Bergamo
Bindung: Grafedit, Bergamo

ISBN 3-7742-2274-6

Auflage	5.	4.	3.	2.
Jahr	98	97	96	95